Beate Egner (Hrsg.)
Blutdruck auf den Punkt gebracht

Für Wolfgang

Beate Egner (Hrsg.)

Blutdruck auf den Punkt gebracht

Ein Leitfaden für die Kleintierpraxis

2., aktualisierte Auflage

Mit 59 Abbildungen, davon 26 farbig, und 10 Tabellen

Mit Beiträgen von Wolf Erhardt, Julia Henke, Wilfried Kraft und Fritz Rupert Ungemach

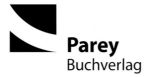

Parey Buchverlag im
Blackwell Verlag GmbH
Kurfürstendamm 57, 10707 Berlin
Firmiangasse 7, 1130 Wien

Blackwell Publishing Ltd
Osney Mead, Oxford, OX2 0EL, UK
108 Cowley Road, Oxford, OX4 1JF, UK

Blackwell Publishing Inc.
350 Main Street, Malden
MA 02148 5018, USA

Blackwell Publishing Asia Pty Ltd
550 Swanston Street, Carlton
Victoria 3053, Australia

Anschrift der Herausgeberin:
Dr. med. vet. Beate Egner
Im Höhlchen 1
65795 Hattersheim

Gewährleistungsvermerk

Die Medizin ist eine Wissenschaft mit ständigem Wissenszuwachs. Forschung und Weiterentwicklung klinischer Verfahren erschließen auch gerade in der Pharmakotherapie veränderte Anwendungen. Der/die Verfasser/in dieses Werkes haben sich intensiv bemüht, für die verschiedenen Medikamente in den jeweiligen Anwendungen exakte Dosierungshinweise entsprechend dem aktuellen Wissensstand zu geben. Diese Dosierungshinweise entsprechen den Standardvorschriften der Hersteller. Verfasser und Verlag können eine Gewährleistung für die Richtigkeit von Dosierungsangaben dennoch nicht übernehmen. Dem Praktiker wird dringend empfohlen, in jedem Anwendungsfall die Produktinformation der Hersteller hinsichtlich Dosierungen und Kontraindikationen entsprechend dem jeweiligen Zeitpunkt der Produktanwendung zu beachten.

Die Wiedergabe von Gebrauchsnamen, Handelsnamen, Warenbezeichnungen usw. in diesem Buch berechtigt auch ohne besondere Kennzeichnung nicht zu der Annahme, daß solche Namen im Sinne der Warenzeichen- u. Markenschutz-Gesetzgebung als frei zu betrachten wären und daher von jedermann benutzt werden dürften.

Dieses Werk ist urheberrechtlich geschützt. Die dadurch begründeten Rechte, insbesondere die der Übersetzung, des Nachdrucks, des Vortrages, der Entnahme von Abbildungen und Tabellen, der Funksendung, der Mikroverfilmung oder der Vervielfältigung auf anderen Wegen und der Speicherung in Datenverarbeitungsanlagen, bleiben, auch bei nur auszugsweiser Verwertung, vorbehalten. Eine Vervielfältigung dieses Werkes oder von Teilen dieses Werkes ist auch im Einzelfall nur in den Grenzen der gesetzlichen Bestimmungen des Urheberrechtsgesetzes der Bundesrepublik Deutschland vom 9. September 1965 in der Fassung vom 24. Juni 1985 zulässig. Sie ist grundsätzlich vergütungspflichtig. Zuwiderhandlungen unterliegen den Strafbestimmungen des Urheberrechtsgesetzes.

Die Deutsche Bibliothek – CIP-Einheitsaufnahme

Blutdruck auf den Punkt gebracht :
ein Leitfaden für die Kleintierpraxis ;
mit 10 Tabellen / Beate Egner (Hrsg.).
Mit Beitr. von Wolf Erhardt ... –
2., aktualisierte Aufl. – Berlin : Parey, 2002
  ISBN 3-8263-3435-3

1. Aufl. © 2002 Blackwell Wissenschafts-Verlag GmbH, Berlin • Wien
2., aktualisierte Aufl. © 2002 Blackwell Verlag GmbH, Berlin • Wien
E-mail: parey@blackwell.de
Internet: http://www.blackwell.de
          http://www.parey.de

Cover-Konzeption: P. S. Petry & Schwamb, Emmendingen
Cover-Gestaltung: robert nadolny grafikdesign, Berlin, unter Verwendung einer Abbildung der Autorin
Produktion: Neumann & Nürnberger, Leipzig
Satz und Repro: XYZ-Satzstudio, Naumburg
Druck: Messedruck Leipzig
Bindung: Kunst- und Verlagsbuchbinderei Leipzig

ISBN 3-8263-3435-3 • Printed in Germany

Gedruckt auf chlorfrei gebleichtem Papier

Geleitworte

Prof. I. Nolte, Klinik für kleine Haustiere, Tierärztliche Hochschule Hannover

Durch die breite Anwendung medizinischer und technischer Fortschritte hat die Kleintiermedizin in den letzten Jahrzehnten eine Ausweitung erfahren, die sehr nahe an den humanmedizinischen Standard reicht. Daher wundert es sehr, daß für den Menschen ein relativ altes, bewährtes und unverzichtbares Untersuchungsverfahren, nämlich die unblutige Blutdruckmessung, erst seit neuester Zeit bei Hund und Katze diagnostisch genutzt wird. Wie aktuelle Untersuchungen inzwischen aufzeigen konnten, spielen jedoch pathologische und behandlungswürdige Blutdruckabweichungen bei Hund und Katze eine wichtige Rolle. Die Blutdruckmessung bietet daher dem praktizierenden Tierarzt ein wichtiges Instrument, seine Kleintierpatienten noch besser zu versorgen. Die Notwendigkeit dieser Diagnostik ist den meisten Patientenbesitzern aus eigener Erfahrung wohlbekannt und bedarf daher keiner umständlichen Erläuterung. Die inzwischen breite Palette vasoaktiver Arzneimittel ermöglicht – wenn erforderlich – eine effektive Therapie. Leider finden sich bisher selbst in den großen nationalen und internationalen Standardwerken der Herz- und Kreislauferkrankung der Kleintiere nur wenige Hinweise zur Hypertonie und Hypotonie. Es ist daher das Verdienst der an dem vorliegenden Buch beteiligten Autoren, das Wissen um die praktische Anwendung, Technik und Referenzbereiche der Blutdruckmessung sowie die Pathophysiologie, Pathogenese, Folgeschäden und Therapie der Hypertonie und Hypotonie in erschöpfender und anschaulicher Weise zusammengetragen zu haben. Damit schließt sich eine wichtige Lücke in der veterinärmedizinischen Literatur, die dem Kleintierarzt unmittelbar zugute kommt. Dem vorliegenden Buch ist im Interesse einer besseren Betreuung der Kleintierpatienten eine weite Verbreitung zu wünschen.

Rebecca L. Stepien DVM, MS, DACVIM (Cardiology) Clinical Associate Professor – Cardiology Department of Medical Sciences University of Wisconsin School of Veterinary Medicine, USA

The importance of systemic hypertension has long been appreciated in human medicine, but only in the past decade has the importance of systemic hypertension as a clinical entity in companion animals become a widely recognized concern in veterinary medicine. After many years of sporadic clinical reports and studies of hypertension in veterinary patients, a growing body of focused research is becoming available to address the many questions remaining regarding the pathophysiology, diagnosis and therapy of abnormally elevated blood pressure in companion animals.

Some of the information used for clinical decision-making regarding systemic hypertension in animals comes from clinical studies, but data from more basic research studies provides additional information, especially with regard to developing „normal values". The clinical veterinary practitioner may not have access to the research journals holding such vital information, or may prefer to study a more comprehensive and cohesive analysis of published information than any single research report can provide. In an area of study in which the fundamental information is widely distributed across many disparate human and veterinary sources, it is the clinical textbook that provides the interested practitioner with a single source to consult when information is sought.

This book provides an opportunity for the clinical practitioner to increase his or her understanding of the importance of systemic hypertension in companion animals. No textbook or manual on hypertension in pet animals has been available to date; this book is a welcome first step, providing information to the general veterinary surgeon regarding both the basic science and the clinical application of systemic hypertension research.

C. Brovida, DVM
Präsident WSAVA, Moncalieri/Italien

Veterinary medicine has changed tremendously in the last few years, in terms of both scientific development and quality of service.

In particular the breadth and efficacy of therapies has developed in proportion to the possibility of making correct diagnoses. More up-to-date tools are available to veterinarians, some diagnoses are easier to perform and the monitoring of critical patients has become more efficient.

Among the tools available are practical and inexpensive devices to evaluate blood pressure. Their utilization opens an important door to the correct management of several serious disorders.

Systemic hypertension is commonly found as a symptom of many major diseases, and the possibility of monitoring blood pressure can often be of paramount importance for the successful treatment of these diseases.

This is a very welcome publication for that reason, since it is the first to focus specifically on the different aspects of blood pressure in veterinary medicine.

All aspects of blood pressure measurement, the causes and the consequence of hypo- and hypertension, the indications for pressure monitoring, as well as the therapy of hypo- and hypertension are described here in a detailed and easy-to-understand manner.

„Blutdruckmessung auf den Punkt gebracht" is a very useful information source, especially for those approaching this important aspect of patient monitoring for the first time. Veterinarians who have already been utilizing blood pressure monitoring for some time will also find this thorough review of important aspects of the field to be an invaluable reference.

Prof. C.W. Lombard
Dekan, Veterinär-Medizinische Fakultät der Universität Bern
Bern, im Sommer 2001

Dieses Buch ist wahrscheinlich das erste, das sich ausschließlich der Blutdruckmessung und veränderten Blutdruck-Meßwerten in der Veterinärmedizin widmet. Endlich ist wegen der vermehrten Verbreitung von modernen, einfach zu bedienenden Geräten, die auch erschwinglich sind, etwas Bewegung in die „Blutdruckszene" gekommen.

Schon recht lange wurden unter der Narkose mit Doppler-Geräten oder auch invasiven Methoden verläßliche Werte erhoben und gute Angaben über den Zustand des Herz-Kreislauf-Systems, speziell der Perfusion, gesammelt. Damit konnte die Sicherheit der Narkose überwacht und mittels blutdruckbeeinflussender Maßnahmen und Pharmaka gesteuert werden. Blutdruckmessung und Pulsoximetrie während der Narkose gehören heute zum Standard einer modernen, ebenfalls von der „high tech" eingeholten Veterinärmedizin, die wir für die Sicherheit der uns anvertrauten Klein- und Großtiere nicht missen möchten.

Sicher ist die nur bedingte Kooperation von Hund und Katze während der Blutdruckmessung mit ein Grund, daß diese Datenerhebung in der Sprechstunde als ein essentieller Bestandteil einer Gesundheitsabklärung oder ein Teil der minimalen Datenbasis des erkrankten Tieres nur langsam Fuß faßt. Es ist zu hoffen, daß das vorliegende Buch den Praktiker von der Notwendigkeit dieser Maßnahme überzeugt und dank der nützlichen praktischen Hinweise für das Vorgehen bei der Messung die Akzeptanz erhöht. Durch etwas Geschick und vor allem Übung kann nämlich die Anzahl der „Erfolgserlebnisse" einer gelungenen „schönen" Blutdruckmessung massiv gesteigert werden. Der gestreßte, aus angeblichem Zeitmangel nervöse Praktiker soll diese Tätigkeit ruhig einer besser ausbalancierten Gehilfin anvertrauen, die oft mehr Geschick dafür aufweist. Aus eigener Erfahrung kann ich dem Leser versichern, daß es mit Ausdauer und Geduld möglich ist, mit den heute verbreiteten, auf oszillometrischer Technik basierenden Geräten reproduzierbare Meßwerte mit geringer Streuung zu erhalten. Das Kapitel über die Technik weist auf die Studien hin, die den Vergleich der nichtinvasiv abgeleiteten Werte mit dem nach wie vor gültigen Goldstandard der blutig mittels Katheter-Technik abgeleiteten Werte aufzeigen.

Für die meisten Geräte besteht keine identische Übereinstimmung, sondern eine geringe Abweichung im Bereich von 10 % von der invasiv gemessenen Blutdruckkurve, wichtig ist aber der parallele Verlauf der mittels beider Techniken erhaltenen Blutdruckkurven bei pharmakologischer Manipulation des Druckes über einen weiten Bereich.

Dieser Verlauf macht die nichtinvasive Messung für den Kliniker verläßlich und nützlich, weil in der Praxis nicht immer absolute Genauigkeit, sondern vielmehr der Trend oder Verlauf der Blutdruckwerte nach einer angewendeten Therapie beachtet werden sollte.

Zahlreiche Studien über Normalwerte sind im Gange oder schon abgeschlossen und warten auf baldige Publikation. Es wird Aufgabe der Epidemiologen sein, diese oft kleineren Studien zu sichten und mittels Metaanalysen zu Studien mit größeren Fallzahlen zu vereinen, die hieb- und stichfeste Werte für den Normalwert des Blutdruckes liefern.

Geringe Rasse-, Alters- und geschlechtsspezifische Unterschiede sind bereits nachgewiesen und werden auch in zukünftigen Studien auftreten. Das Urteil über deren biologische Bedeutung steht jedoch noch aus.

Gerade in der einfachen und häufigen Wiederholbarkeit der Blutdruckmessung liegt ein großer Vorteil dieser Technik, die mit einer Verlaufsaussage an Wert gewinnt und mit häufigen Nachuntersuchungen den Kunden an die Praxis binden kann. Denn der Kunde kennt ja häufig die Problematik der Hypertonie des Menschen. Sicher wird früher oder später die Bemerkung auftauchen, daß Hypertonie beim Kleintier eigentlich gar kein häufiges Problem sei, weil sonst die Pathologen bei der Sektion viel häufiger vaskuläre Veränderungen sowie kardiale Hypertrophie als Folge eines chronischen Hochdrucks finden würden. Dies ist wahrscheinlich bedingt richtig. Dem ist aber zu entgegnen, daß nur wer sucht auch findet! Vor allem endokrine Erkrankungen zeigen nachgewiesenermaßen zu verschiedenen Prozentsätzen Hypertonie, die zu kardiovaskulären Komplikationen führen kann. Zur allgemeinen Verbreitung der Hypertonie in der Kleintiermedizin bin ich oft in der Versuchung, mit der etwas maliziösen Anekdote zu antworten: Auf die Aussage eines Praktikers, **„wir sehen doch diese Fälle gar nicht"**, antworte ich meistens lächelnd, **„aber die Fälle sehen Sie, Herr Kollege"**!

Das Buch beinhaltet ebenfalls viele nützliche Angaben zur pharmakologischen Beeinflussung des Blutdrucks. Auch auf dem Gebiet der vasomotorischen Pharmaka hat uns die Industrie neue „scharfe" Waffen zur Verfügung gestellt, die die Therapie sehr stark erleichtert haben. Gerade in der Kardiologie verwenden wir heute häufig Pharmaka mit Einflüssen auf den Blutdruck, die nicht unbeaufsichtigt bleiben sollten. Meines Erachtens gehört die Blutdruck-Überwachung zur Standardkontrolle eines mittels ACE-Hemmers oder Betablockers therapierten Hundes oder Katze, um erstens mögliche unerwünschte Nebeneffekte zu erkennen und zu eliminieren, und zweitens um die korrekte Medikamentenaufnahme des Patienten zu überprüfen. Ebenfalls sollte die Blutdruckkontrolle beim Patienten mit Niereninsuffizienz heute zum Standard gehören, sind doch erschreckend hohe Hypertonie-Raten gefunden worden, die die Progression der Niereninsuffizienz fördern. Die Autoren haben sich viel Mühe gegeben, die neueren Angaben zur Blutdruckmessung und krankheitsbedingten wie auch pharmakologischen Blutdruckveränderung zu sichten und wo nötig auch zu werten.

Es ist zu hoffen, daß das Buch beim Praktiker Anklang findet und sie oder ihn auch ermuntert, die ersten Schritte in der für die Praxis als Routineuntersuchung doch eher neuen Technik zu unternehmen. Dank erschwinglicher, in der Handhabung einfacher Geräte und der hier aufgeführten technischen Hinweise ist die Routinemessung des Blutdrucks realistisch geworden.

Vorwort zur 2. Auflage

Verschiedene namhafte Wissenschaftler haben in den Geleitworten und in Rezensionen auf den hohen Informationsgrad dieses Buches hingewiesen, und die große Nachfrage, aufgrund der dieses Buch schon nach weniger als drei Monaten vergriffen war, bestätigt die Aussage von Prof. Nolte, Tierärztliche Hochschule Hannover: „Damit (mit diesem Buch) schließt sich eine wichtige Lücke in der veterinärmedizinischen Literatur …". Allein die Indikationen für eine Blutdruckmessung machen deutlich, daß es sich dabei nicht nur um seltene Sonderfälle handelt, sondern vielmehr um alltägliche Situationen in der Praxisroutine.

Wir haben die 2. Auflage zum Anlaß genommen, das Buch sowohl inhaltlich als auch gestalterisch zu optimieren und würden uns freuen, wenn es weiter dazu beiträgt, die Aussagekraft des Blutdrucks für Diagnose, Therapie und Monitoring intensiver zu nutzen.

Allen Neueinsteigern in das Thema Blutdruck wird sich eine hochinteressante und vielfältige neue Welt eröffnen, in der sie dieses Buch mit vielen wichtigen Informationen begleiten soll.

Hattersheim, im Mai 2002
Dr. Beate Egner

Vorwort zur 1. Auflage

Die Blutdruckmessung hat in den vergangenen Jahren zunehmend an Bedeutung gewonnen und erweckt inzwischen weltweites Interesse. Seither werden in zahlreichen Studien ständig neue Erkenntnisse zu diesem Thema erarbeitet, die dessen Wichtigkeit verdeutlichen.

Mit hohem Prozentsatz erkranken Hunde wie Katzen an Hypertonien infolge anderer Grundkrankheiten. Aber auch hypotone Krankheitsbilder sind häufig und können z. T. sogar täglich beobachtet werden (Narkose!). Manche Krankheiten wie die Herzinsuffizienz wechseln sogar von einem hypertonen über ein „normotones" in ein hypotones Stadium.

Die Indikationen zur Blutdruckmessung sind äußerst vielfältig: in Zusammenhang mit bereits bekannten Krankheitsbildern, zur Therapieeinstellung und -kontrolle, zur Narkose- und Intensivpatientenüberwachung und nicht zu vergessen die geriatrischen Patienten! Häufen sich doch im Alter die entsprechenden Krankheiten.

Ich kann es daher jedem nur ans Herz legen, diesen wichtigen Parameter routinemäßig in die Untersuchung der Patienten mit einzubeziehen.

Das vorliegende Buch soll kein Lehrbuch sein, sondern ein nützlicher Begleiter für den Praxisalltag, der es dem Leser ermöglicht, mit wenig Zeitaufwand und „auf den Punkt gebracht" die jeweils relevanten Zusammenhänge und Therapievorschläge nachzulesen.

Hattersheim, im Sommer 2001
Dr. Beate Egner

Danksagung

Wie könnte es besser gewährleistet sein, in einer so neuen und umfassenden Thematik den aktuellen Stand der wissenschaftlichen Erkenntnisse sicherzustellen, als durch Mitarbeit kompetenter Autoren und fruchtbare Diskussionen mit verschiedenen Vertretern der einzelnen Fachbereiche.

So möchte ich v. a. meinen „Mitstreitern" danken, daß das Wort „Teamwork" jederzeit im Mittelpunkt unseres gemeinsamen Projektes stand.
Darüber hinaus danke ich Prof. Wolf Erhardt für seine einzigartigen Zeichnungen (WE), Dr. Julia Henke, aber auch Dr. Dagmar Pilling für nächte- und wochenendlanges Korrekturlesen und meinem Mann für die computertechnische Bearbeitung des Bildmaterials.

Für Ihre wertvollen Anregungen seien besonders folgende Kolleginnen und Kollegen erwähnt:
   Dr. Ralf Tobias, Hannover, für die Diskussion der kardialen Ursachen und Folgen, Dr. Ingrid Allgöwer, Berlin, und Dr. Jens Fritsche, München, entsprechend für die ophthalmologischen Veränderungen, sowie TA Jörg Tenhündfeld, TiHo Hannover, Alexander Hüttig, Reutlingen, im Rahmen der nephrologischen Beurteilung der Blutdrucksituationen, und Dr. Waltraud Off für die übersichtliche Zusammenfassung der diätetischen Begleitmaßnahmen im Anhang.
   Dr. Larry Cowgill/Davis, CA USA, der mich in vielen Gesprächen und durch seine Aussage: „It's mal-practice not to measure blood pressure" zu diesem Buch inspiriert hat und Dr. Angela Bodey, UK, für die wertvollen Diskussionen aktueller Blutdruckfragen.

Abbildungsnachweis

Folgende Abbildungen wurden außerhalb der Autorenschaft freundlicherweise zur Verfügung gestellt:

Abb. 1-8	Dr. Marianne Skrodzki, FU Berlin, Oertzenweg 19b, 14163 Berlin
Abb. 1-11	Dr. Christine Lendl, Zoo- und Wildtiere, Am Düllanger 5, 82031 Grünwald
Abb. 2-3 und 2-4	Dr. Ingrid Allgöwer, Augentierarztpraxis, Spanische Allee 4, 14129 Berlin
Abb. 2-5 bis 2-7	Dr. Jens Fritsche, Augenheilkunde, Kreuzhofstr. 10, 81476 München
Abb. 2-9 und 2-11	Dr. Ralf Tobias, Kardiologische Überweisungspraxis, Güntherstr. 17, 30519 Hannover
Abb. 2-10	Alexander Hüttig, Tierklinik Hüttig, Kurerstr. 40/3, 72762 Reutlingen
Abb. 6-11	Ass. Prof. Anthony Carr, 707 Whitewood Court, Saskatoon, SK S7J 4K5, Kanada

Inhaltsverzeichnis

Geleitworte V
Vorwort zur 2. Auflage XI
Vorwort zur 1. Auflage XII
Danksagung XIII
Abbildungnachweis XIV
Autorenverzeichnis XIX
Abkürzungsverzeichnis XX

1	**Blutdruckmessen – Grundlagen und praktische Umsetzung**	
	B. Egner	1
1.1	**Warum ist die Blutdruckmessung wichtig?**	1
1.1.1	Definition	2
1.1.2	Regulationsmechanismen	7
1.1.2.1	Sofortige Regulierung (unter einer Minute)	7
1.1.2.2	Mittelfristige Regulierung	8
1.1.2.3	Verzögerte Regulierung	10
1.2	**Was ist der Normalwert bei Hund und Katze?**	11
1.3	**Welche Schwankungen können auftreten?**	12
1.3.1	Physiologische Schwankungen	13
1.3.2	Tageszeitliche Schwankungen	13
1.3.3	Aufregungsbedingte Schwankungen	13
1.3.3.1	White-Coat-Effekt	13
1.3.3.2	Geräusche, unruhige Umgebung	14
1.4	**Erfolgreiches Blutdruckmessen in der Praxis**	15
1.4.1	Meßvoraussetzungen	15
1.4.2	Praktische Durchführung der Blutdruckmessung	15
1.4.2.1	Lokalisation der Meßstellen	16
1.4.2.2	Blutdruckmessen beim Hund	16
1.4.2.3	Blutdruckmessen bei der Katze	18
1.4.2.4	Andere Tierarten	19
1.4.3	Interpretation von Meßergebnissen	21
2	**Ursachen und Folgen der Hypertonie**	
	W. Kraft, B. Egner	23

2.1	**Wann spricht man von Hypertonie?**	23
2.2	**Wie entsteht die Hypertonie?**	26
2.3	**Welche Ursachen hat die Hypertonie bei Hund und Katze?**	27
2.3.1	Primäre Hypertonie	27
2.3.2	Sekundäre Hypertonie	28
2.3.3	Hypertonieassoziierte Krankheiten	28
2.3.3.1	Kardiale Krankheiten	29
2.3.3.2	Renale Krankheiten	32
2.3.3.3	Endokrine Krankheiten	34
2.4	**Welche Folgen hat die Hypertonie für den Organismus?**	49
2.4.1	Auswirkungen auf die Augen	50
2.4.2	Auswirkungen auf das Herz	53
2.4.3	Auswirkungen auf die Nieren	54
2.4.4	Auswirkungen auf das ZNS	55
2.5	**Symptome der Hypertonie**	56
3	**Ursachen und Folgen der Hypotonie** J. Henke, W. Erhardt, W. Kraft	57
3.1	**Wann spricht man von Hypotonie?**	57
3.2	**Wie entsteht die Hypotonie?**	57
3.3	**Die Hypotonie als Leitsymptom des Schockgeschehens**	58
3.3.1	Verlaufsformen des Schocks	59
3.3.1.1	Das primäre Schockgeschehen	60
3.3.1.2	Der verlängerte (protrahierte) Schock	61
3.3.1.3	Der irreversible Schock	63
3.3.2	Schockformen	64
3.3.2.1	Hypovolämischer Schock	64
3.3.2.2	Septischer Schock	65
3.3.2.3	Kardiogener Schock	68
3.3.2.4	Anaphylaktoider Schock	69
3.4	**Diabetisches Koma**	70
3.5	**Herzinsuffizienz**	70
3.6	**Hypoadrenokortizismus**	71
3.7	**Hypothyreose**	72
3.8	**Symptome der Hypotonie**	72
4	**Indikationen für die Blutdruckmessung** B. Egner, W. Erhardt, J. Henke	73
4.1	**Welche Bedeutung hat ein Screening?**	74
4.2	**Wie kann die Blutdruckmessung die Diagnosefindung unterstützen?**	75
4.2.1	Frühdiagnose	75
4.2.2	Sicherstellung eines Diagnoseverdachtes	76
4.2.3	Unterstützung bei unspezifischen Symptomen	77
4.3	**Welche Bedeutung hat der Blutdruck in der Notfallmedizin?**	78

4.4	Wie unterstützt die Blutdruckmessung die Intensivpatientenüberwachung?	78
4.5	Wie unterstützt die Blutdruckmessung die Therapie- und Verlaufskontrolle?	79
4.6	**Welche Bedeutung hat der Blutdruck für die Narkose?**	81
4.6.1	Präanästhetische Untersuchung	87
4.6.2	Blutdruckmessung als Narkoseüberwachung	88
4.6.3	Sofortmaßnahmen	90
5	**Behandlung von Hypertonie und Hypotonie** F. R. Ungemach	93
5.1	**Hypertonie**	93
5.1.1	Wann ist eine Behandlung des Bluthochdrucks angezeigt?	93
5.1.2	Nichtmedikamentöse Allgemeinmaßnahmen	94
5.1.3	Medikamentöse Hochdrucktherapie	94
5.1.4	Behandlungsschema	94
5.1.5	Therapie eines hypertensiven Notfalls	96
5.1.6	Blutdrucksenkung bei Phäochromozytom	97
5.1.7	Blutdrucksenkung bei Herzinsuffizienz	97
5.1.8	Wirkstoffprofile	100
5.1.8.1	ACE-Hemmer	100
5.1.8.2	Angiotensin-II-Rezeptor-Antagonisten	102
5.1.8.3	Calciumkanalblocker	102
5.1.8.4	β-Adrenolytika	105
5.1.8.5	α-Adrenolytika	107
5.1.8.6	Antisympathotonika	107
5.1.8.7	Unspezifische Vasodilatatoren	108
5.1.8.8	Diuretika	109
5.2	**Hypotonie**	112
5.2.1	Wann ist die Behandlung einer Hypotonie angezeigt?	112
5.2.1.1	Primäre arterielle Hypotonie	112
5.2.1.2	Sekundäre arterielle Hypotonie	114
5.2.2	Medikamentöse Behandlung der Hypotonie	114
5.2.2.1	Therapieprinzip	114
5.2.2.2	Sympathomimetika	115
5.2.2.3	Methylxanthine	121
5.2.3	Behandlung des Schocks	122
5.2.3.1	Therapieprinzip	122
5.3	**Pharmaka mit Nebenwirkung auf den Blutdruck (Übersichtstabelle)**	123
6	**Technik** W. Erhardt, J. Henke	125
6.1	**Welche Möglichkeiten der arteriellen Blutdruckmessung gibt es?**	125

6.1.1	Direkte, invasive Blutdruckmessung	125
6.1.2	Indirekte Blutdruckmessung	129
6.1.2.1	Doppler-Sonographische Blutdruckmessung	130
6.1.2.2	Oszillometrische Blutdruckmessung	133
6.1.2.3	Methoden zur Abschätzung des Blutdrucks	141
6.2	**Die Messung des zentralen Venendruckes (ZVD)**	142
7	**Blutdruckmessung – ein wichtiger Beitrag zum modernen Praxismanagement**	
	B. Egner	145
7.1	**Warum ist die Blutdruckmessung ein Erfolgsgarant?**	146
7.1.1	Imagebildung	146
7.1.2	Kundenbindung	147
7.1.3	Interessantes Tätigkeitsfeld für die Tierarzthelferin	148
7.1.4	Wirtschaftlichkeit	149

Anhang: Diätetische Unterstützung 153

Literatur 159

Sachwortverzeichnis 163

Autorenverzeichnis

Dr. med. vet. Beate Egner
Im Höhlchen 1
65795 Hattersheim

Prof. Dr. med. vet. Wolf Erhardt
Technische Universität München
Institut für Experimentelle Onkologie und Therapieforschung
Arbeitsgruppe Experimentelle Chirurgie
Ismaninger Str. 22
81675 München

Dr. med. vet. Julia Henke
Technische Universität München
Institut für Experimentelle Chirurgie
Ismaninger Str. 22
81675 München

Prof. Dr. med. vet. Wilfried Kraft
Ludwig-Maximilians-Universität
I. Medizinische Tierklinik
Veterinärstr. 13
80539 München

Prof. Dr. Fritz Rupert Ungemach
Institut für Pharmakologie, Pharmazie und Toxikologie
Veterinär-Medizinische Fakultät
An den Tierkliniken 15
04103 Leipzig

Abkürzungsverzeichnis

AF	Atemfrequenz
BD	Blutdruck
–BE	negativer Basenüberschuß = Basen-Exzess = Base excess
DAD	Diastolischer Arterieller Druck
DTI	Dauertropfinfusion
HF	Herzfrequenz
HMV	Herzminutenvolumen
MAD	Mittlerer Arterieller Druck
NNM	Nebennierenmark
PDGF	Platelet-derived growth factor (von Thrombozyten gebildeter Wachstumsfaktor)
PEEP	Positiver endexspiratorischer Druck
PKD	Polycystic Kidney Disease (Polyzystische Nierenkrankheit)
RAAS	Renin-Angiotensin-Aldosteron-System
RAS	Renin-Angiotensin-System
SAD	Systolischer Arterieller Druck
SV	Schlagvolumen
TPW	Totaler Peripherer Widerstand
WPW	Wolff-Parkinson-White Syndrom
ZVD	Zentraler Venendruck = zentralvenöser Druck

1 Blutdruckmessen – Grundlagen und praktische Umsetzung

B. Egner

Wenn man von „Blutdruck" spricht, ist in der Regel der arterielle systemische Druck gemeint, also der Druck, der im arteriellen Schenkel herrscht. Aufgrund der elastischen Fasern der Arterien, die bis ins präkapilläre Bett vorhanden sind, bleiben die Druckverhältnisse auch in der Peripherie relativ konstant. Die Messung des Blutdrucks in der Praxis ist damit und dank moderner Technologien heute problemlos möglich und sollte deshalb routinemäßig in die Patientenbetreuung einfließen. Schließlich spielen Blutdruckveränderungen bei Hund und Katze eine wichtige Rolle.

1.1 Warum ist die Blutdruckmessung wichtig?

Das Aufrechterhalten eines Mindestdruckes ist erforderlich, um die Sauerstoffversorgung der Organe und Gewebe bis in das Kapillarbett sicherzustellen. Dort erfolgt der Austausch von O_2 und CO_2 sowie der Abtransport von Stoffwechselprodukten.

> **Der Blutdruck hat lebenswichtige Funktionen:**
> - Perfusion aller Organe und Gewebe
> - Austausch und Ausscheiden von Stoffwechselprodukten
> - Sauerstoffversorgung

Der Blutdruck kann pathologisch verändert sein.
Blutdruckveränderungen treten v. a. bei bestimmten Erkrankungen (Niereninsuffizienz, M. Cushing, Diabetes mellitus, Hyper- und Hypothyreose, M. Addison, Herzinsuffizienz etc.), im Schock, aber auch im Zusammenhang mit einer Vielzahl von Medikamenten und Anästhetika auf. **Veränderungen des Blutdrucks** im Sinne einer Hypertonie (zu hoher Blutdruck) oder einer Hypotonie (zu niedriger Blutdruck) **können Organfunktionen erheblich beeinträchtigen** und beeinflussen somit **Progression, Morbidität und Mortalität der auslösenden Erkrankung**. Gleichzeitig können sie zur **Entstehung neuer Schäden (Endorganschäden)** führen.
Zielorgane dieser Schädigung sind:
- Augen;
- Herz;
- Nieren;
- ZNS.

Blutdruckveränderungen können erfolgreich therapiert werden.
Es steht eine Vielzahl an Medikamenten zur Verfügung, die eine individuelle Betreuung der hypotonen und hypertonen Patienten gewährleisten (s. Kap. 5). Überwiegend handelt es sich dabei um relativ einfache Behandlungsschemata, wie z. B. den Einsatz der ACE-Hemmer zur Therapie der Hypertonie oder die Volumensubstitution im Zusammenhang mit einer Hypotonie.

> **Aufgrund der zahlreichen Indikationen, der hohen diagnostischen und überwachungstechnischen Aussagekraft, der heute einfachen Durchführung sowie der vielfältigen Möglichkeiten einer evtl. nötigen Intervention liegt es auf der Hand, daß die Blutdruckmessung auch in der Tiermedizin einen festen Bestandteil der Allgemeinuntersuchung, der Therapiekontrolle und des Narkosemonitorings darstellen sollte.**

1.1.1 Definition

Die Aufrechterhaltung und Steuerung des Blutdrucks dient beim gesunden Tier der Erleichterung des Transfers von Flüssigkeiten und gelösten Gasen im Kapillargebiet der Gewebe und der Entgiftungsleistung (v. a. stickstoffhaltige Verbindungen) der Nieren. Der arterielle Blutdruck **(BD)** wird dabei von vielen Faktoren beeinflußt, die zusammengefaßt werden können als:
- **kardiale Faktoren**, die das Herzminutenvolumen beeinflussen;
- **vaskuläre Faktoren**, die in Form von Vasodilatation und Vasokonstriktion zusammen mit den
- **hämatopoetischen Faktoren** (v. a. Blutviskosität) den totalen peripheren Widerstand verändern.

Folglich ist der arterielle Blutdruck definiert als Produkt des Herzminutenvolumens **(HMV)** und des totalen peripheren Widerstands **(TPW)**:

$$BD = HMV \times TPW$$

Herzminutenvolumen **(HMV)** = Menge an Blut, die pro Minute ausgeworfen wird.
Das Herzminutenvolumen wird beeinflußt von der Herzfrequenz (HF) und dem Schlagvolumen (SV):

$$HMV = HF \times SV$$

Je stärker sich der Ventrikel füllen kann, um so höher ist das Schlagvolumen, aber auch ein stärker kontrahierender Ventrikel erhöht das Schlagvolumen.
Das Schlagvolumen setzt sich also aus dem diastolischen Füllungsvolumen und der Schlagkraft (Inotropie) des Ventrikels zusammen (s. Abb. 1-1 und 1-2).
So kann allein durch eine Erhöhung der Herzfrequenz der Blutdruck erhöht wer-

Blutdruckmessen – Grundlagen und praktische Umsetzung

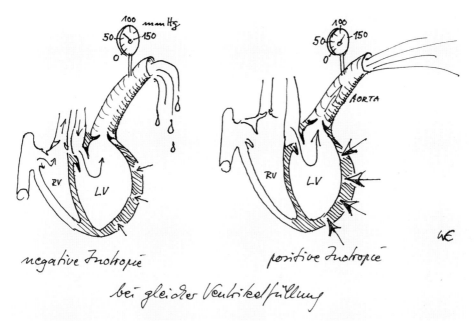

Abbildung 1-1   Gleiche Ventrikelfüllung (Vorlast), unterschiedliche Inotropie
LV = Linker Ventrikel   RV = Rechter Ventrikel

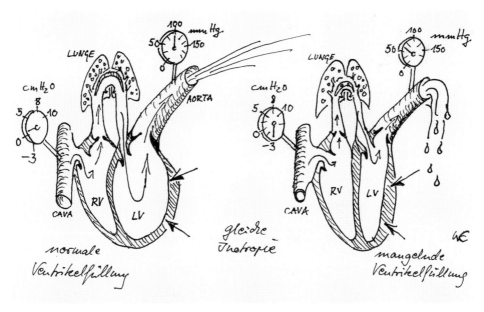

Abbildung 1-2   Gleiche Inotropie, unterschiedliche Ventrikelfüllung (Vorlast) durch mangelnden venösen Rückfluß (cm H_2O)

den, genauso durch eine verstärkte Kontraktilität (wie im Anfangsstadium der Endokardiose) oder durch Natrium- und Wasserretention und damit Volumenerhöhung (= Vorlasterhöhung). Tabelle 1-1 soll die Einflüsse auf das Herzminutenvolumen und damit auf den Blutdruck näher veranschaulichen:

Tabelle 1-1 Einflüsse auf das Herzminutenvolumen und damit den Blutdruck

Herzminutenvolumen =		
Herzfrequenz ×	**Schlagvolumen**	
Steigt durch	**Ventrikuläres Füllungsvolumen** ×	**Herzkraft**
– Katecholamine (Streß, Herzinsuffizienz, Hyperthyreose, Phäochromozytom, Niereninsuffizienz etc.)	Erhöht durch: z.B. Natrium- und Wasserretention, DKMP, Volumensubstitution	Erhöht durch: z.B. Katecholamine (Streß, Herzinsuffizienz, Niereninsuffizienz, Hyperthyreose etc.) Franck-Starling-Gesetz (über erhöhtes Füllungsvolumen) Pharmaka (Herzglykoside, Inodilatoren)
– β-Rezeptorstimulation (z.B. Hyperthyreose, Angiotensin II)		
– zentrale Regulation des zerebralen Kreislaufzentrums infolge z.B. einer Aktivierung der Rezeptorreflexe (Chemo-/Pressoreflexe)	Erniedrigt durch: z.B. HKMP, hohe Herzfrequenz	
– Pharmaka (z.B. Muskelrelaxanzien, Adrenalin, Atropin etc.)		Erniedrigt z.B. bei DKMP, β-Blocker, Ca-Antagonisten

Abkürzungen:
HKMP = Hypertrophe Kardiomyopathie
DKMP = Dilatative Kardiomyopathie
Nachlast = Widerstand, gegen den das Herz anpumpen muß
Vorlast = Druck und Volumen, mit dem das Blut dem Herzen zugeführt wird

Der Totale Periphere Widerstand **(TPW)** wird maßgeblich von der Gefäßsituation beeinflußt:
- Vasokonstriktion ⇨ erhöhte Nachlast = hoher TPW;
- Vasodilatation ⇨ verminderte Nachlast = niedriger TPW.

Leicht verständlich wird die Bedeutung der Vasokonstriktion analog dem „Gartenschlauchprinzip" (Abb. 1-3): Wird das Wasser am Gartenschlauch aufgedreht, plätschert es am Ende des Schlauches heraus. Wird das Ende zusammengedrückt, also der Durchmesser verkleinert (Vasokonstriktion), spritzt es mit hohem Druck.

Blutviskosität und korpuskuläre Zusammensetzung können diesen Parameter ebenfalls verändern. Die Viskosität hängt v.a. ab von Erythrozytengehalt (hoher Hämatokrit = hohe Viskosität), Erythrozytenaggregation, Plasmaviskosität und Temperatur.

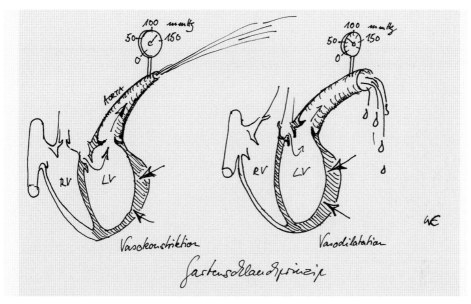

Abbildung 1-3 Gartenschlauchprinzip zur Verdeutlichung der Wirkung von Vasokonstriktion (Nachlasterhöhung) und Vasodilatation

Systolischer (SAD) und diastolischer arterieller Druck (DAD), mittlerer arterieller Druck (MAD)

Das dem linken Herzen zugeführte Blut erreicht den linken Vorhof mit kaum meßbarem Druck (< 14 mmHg). In der Diastole fließt das Blut passiv in den Ventrikel. Kurz vor Ende der Diastole kontrahiert sich der Vorhof etwas, um das restliche Blut in den Ventrikel abzugeben. Auch diese enddiastolische Vorhofkontraktion erhöht den Blutdruck praktisch nicht. Erst in der Systole baut sich nun ein Druck auf, der das Blut durch die geöffnete Aortenklappe in den großen Kreislauf auswirft. Mit jeder Herzkontraktion entsteht also der systolische arterielle Druck. Dabei spielen neben dem Schlagvolumen der linken Herzkammer deren Austreibungsgeschwindigkeit, aber auch die Aortendehnbarkeit (Windkesselfunktion) eine wichtige Rolle. Der diastolische arterielle Druck wird durch die Dauer der diastolischen Pause und den Grad der Arteriendehnbarkeit bestimmt (Abb. 1-4).

Die **Windkesselfunktion** ist ein entscheidender Parameter für den diastolischen Druck. Bis zu den präkapillaren Widerstandsgefäßen besitzen arterielle Gefäße elastische Fasern (Abb. 1-4). Das mit jeder Systole ausgestoßene Blut führt durch den entstandenen Druck deshalb zur Dehnung der Arterien.

> ⇨ Es erfolgt die Speicherung eines Teils des ausgeworfenen Blutes in den gedehnten arteriellen Gefäßen.
> ⇨ Beim Wiederzusammenziehen der elastischen Fasern wird das gespeicherte Blut wieder beschleunigt und weitertransportiert, damit entsteht der diastolische Druck (v. Engelhardt, 2000).

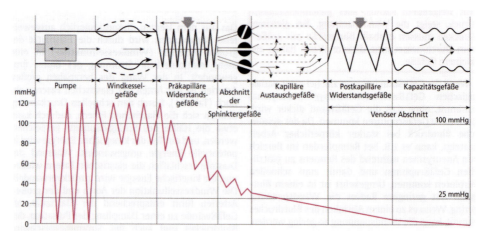

Abbildung 1-4 Funktionelle Gefäßabschnitte (aus: v. Engelhardt u. Breves, Physiologie der Haustiere. Enke Verlag, 2000, S. 176)

Als mittlerer arterieller Druck **(MAD)** wird der Druck bezeichnet, der durchschnittlich während der Dauer eines Schlagintervalls herrscht. Berechnung des MAD nach Spörri (1987):

$$MAD = DAD + 1/3 \times (SAD - DAD)$$

Pulswelle

Hier können ein aufsteigender, anakrotischer und ein absteigender, dikrotischer Schenkel unterschieden werden. Nach Muir (1993) ist die Steilheit des anakrotischen Schenkels ein Maß für die myokardiale Kontraktilität. Durch den Schluß der Aortenklappe verzögert sich der Blutfluß kurzzeitig, was sich in der dikrotischen Inzisur widerspiegelt (Abb. 1-5).

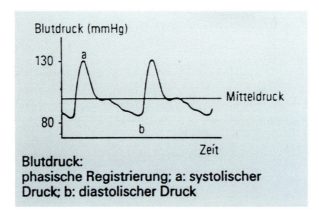

Abbildung 1-5 Pulswelle

1.1.2 Regulationsmechanismen

Die Regulation des Blutdrucks ist ein sehr komplexes Geschehen, das den hohen Anforderungen unseres Organismus Rechnung tragen muß. Das zentrale Kreislaufzentrum liegt v. a. in der Pons und der Medulla oblongata. Es erhält Informationen über Gefäßspannung und damit über das intravasale Druckverhältnis sowie über O_2- und CO_2-Gehalt des Blutes. Dafür verantwortlich sind die Chemo- und Barorezeptoren (Spörri, 1987).

Nervale und humorale Mechanismen sorgen für die Aufrechterhaltung der Homöostase, damit je nach Bedarf der einzelnen Organsysteme/Gewebe eine ausreichende Sauerstoffzufuhr bzw. ein Abtransport von Stoffwechselprodukten gewährleistet ist.

Die beteiligten Mechanismen werden unterschiedlich schnell aktiviert:

1.1.2.1 Sofortige Regulierung (unter einer Minute)

Die sofortige Regulierung erfolgt durch hämodynamische Reflexe, die das vegetative Nervensystem mit dem zentralen Nervensystem verbinden. Periphere Rezeptoren (Presso- und Chemorezeptoren) sind für diese kardiovaskulären Reflexe und für den Gefäßtonus verantwortlich. Damit sollen sowohl kurzfristige Blutdruckschwankungen (etwa durch Positionsänderung) als auch komplexere Abweichungen initial kompensiert werden.

Pressorreflex

Pressorezeptoren (= Barorezeptoren) sind Dehnungsrezeptoren, die v. a. im Aortenbogen, der A. carotis com., den Vv. cavae et pulmonales, in den Vorhöfen, Ventrikeln und dem Perikard zu finden sind (Spörri, 1987).

Bei drohendem Blutdruckabfall nimmt die Impulsfrequenz an den Rezeptoren ab. Kompensation erfolgt durch:
- Vasokonstriktion;
- Frequenzerhöhung;
- Erhöhung der Kontraktionskraft;
- Entleerung der Blutspeicher;
- Stimulation der Freisetzung von Adrenalin und Noradrenalin;

⇨ **der Blutdruck steigt!**

Entsprechend erfolgt die Regulation bei zu hohem Druck umgekehrt.

Chemorezeptorreflex

Chemorezeptoren befinden sich im Aortenbogen und Karotissinus und reagieren auf Abnahme des O_2-Druckes bzw. Zunahme des CO_2-Druckes.

Über eine Erhöhung des Sympathikotonus erfolgt eine sowohl positiv chronotrope (Herzfrequenz ↑) als auch positiv inotrope Wirkung (Herzkraft ↑) und eine Vasokonstriktion.

⇨ **Der Blutdruck steigt!**

Im Falle einer schweren arteriellen Hypotonie beteiligt sich das zentrale Nervensystem durch Stimulation des vasokonstriktorischen Sympathikussystems an der Aufrechterhaltung des lebenswichtigen zerebralen Kreislaufs.

Katecholamine
Adrenalin aktiviert
- v. a. α-Rezeptoren ⇨ Vasokonstriktion;
- kardiale $β_1$-Rezeptoren ⇨ positiv inotrope, bathmotrope und chronotrope Wirkung;

⇨ **der Blutdruck steigt!**

Noradrenalin aktiviert fast ausschließlich die α-Rezeptoren ⇨ Vasokonstriktion;
⇨ **der Blutdruck steigt!**

1.1.2.2 Mittelfristige Regulierung
Reichen die kurzfristigen Mechanismen nicht aus, um die Blutdruckveränderung zu normalisieren, werden weitere Faktoren aktiviert.
Im Mittelpunkt stehen
- eine Aktivierung des Renin-Angiotensin-(Aldosteron-)Systems;
- die Prostaglandine.

Das Renin-Angiotensin-System (RAS)
Durch ein Absinken des zirkulierenden Blutvolumens erfolgt die Freisetzung von Renin.

Renin spaltet von dem aus der Leber stammenden Angiotensinogen das inaktive Angiotensin I ab, das schließlich enzymatisch zu dem hochaktiven Angiotensin II umgewandelt wird. Das hierfür verantwortliche Enzym ist das Angiotensin-Converting Enzyme (ACE).

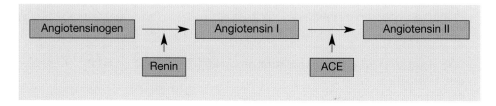

Angiotensin II hat eine Vielzahl von Wirkungsmechanismen, die den Blutdruck beeinflussen.

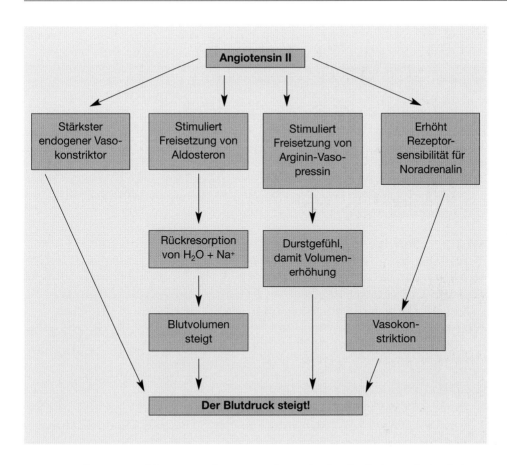

Diese Mechanismen führen zur therapeutischen Blutdruckerhöhung bei relativem oder absolutem Volumenmangel, im Zuge einer fehlenden negativen Rückkopplung bei verschiedenen Krankheiten jedoch zur Hypertonie.

Nach Ganten (1985) unterscheidet man grundsätzlich zwei Arten des Renin-Angiotensin-Systems:
1. das zirkulierende- oder Plasma-Renin-Angiotensin-System, mit nur kurzfristigem Einfluß auf den Blutdruck;
2. das gewebsständige- oder lokale Renin-Angiotensin-System (v. a. in Gehirn, Nebenniere, Herz und in Blutgefäßen), das für die längerfristige Beeinflussung des Blutdrucks verantwortlich zu sein scheint.

Das Angiotensin-Converting-Enzym (ACE) führt nicht nur zu massiver Vasokonstriktion, sondern verhindert auch gleichzeitig eine Vasodilatation:

ACE = Kininase II und damit Enzym im Kalikrein-Kinin-System
⇨ Kininase II katalysiert den Abbau des Vasodilatators Bradykinin in inaktive Metaboliten!

> **Damit werden** über eine Aktivierung des Renin-Angiotensin-Systems **blutdrucksteigernde Faktoren** (Volumenerhöhung, Vasokonstriktion) **aktiviert und die blutdrucksenkenden Eigenschaften** des Bradykinin (Vasodilatation) **gehemmt.**

Prostaglandine

Hier spielt v. a. das PG_{12} eine wichtige Rolle, nämlich als Vasodilatator und mit damit blutdrucksenkender Wirkung. Aufgrund seiner renalen Wirkung im Sinne einer Natriurese führt es darüber hinaus zur Senkung des zirkulierenden Blutvolumens, was ebenfalls einen hypotensiven Effekt hat (Hüttig, 2000).

1.1.2.3 Verzögerte Regulierung

Wesentlich später als die bisher genannten Mechanismen greifen die Hormone der verzögerten Regulierung einmal zur Verstärkung der volumenerhöhenden Wirkung, aber auch zur Gegenregulation ein. Das Wirkungsprinzip beruht dabei auf einer Anpassung der Harnkonzentration und der Natriumausscheidung. Die Steuerung dieser Mechanismen erfolgt durch drei Hormone:

Atriales Natriuretisches Peptid (ANP), Antidiuretisches Hormon (ADH) und Aldosteron.

Atriales Natriuretisches Peptid (ANP)
- stammt aus den Vorhofkardiozyten;
- steigert die glomeruläre Filtrationsrate;
- steigert die Na-Ausscheidung;
- verringert die Na-Rückresorption;

⇨ Plasmavolumen ↓ ⇨ **Blutdruck** ↓;
⇨ hemmt die Bildung von Aldosteron, ADH und Renin ⇨ RAS-Antagonist.

Antidiuretisches Hormon (ADH, Vasopressin)
- wird im Hypothalamus gebildet;
- Synthese wird stimuliert durch Hypovolämie, Hyperosmolarität, Durst;

⇨ Blutvolumen ↑ + Vasokonstriktion ↑ ⇨ **Blutdruck** ↑.
- ADH-Freisetzung wird durch aktiviertes Renin-Angiotensin-System stimuliert, durch aktiviertes ANP gehemmt.

Aldosteron
- Mineralkortikoid aus der Nebenniere;
- steuert distale Resorption des Natriums in der Niere und damit das Blutvolumen;
- Freisetzung wird stimuliert durch ACTH, Kalium und Angiotensin II;

⇨ **Blutdruck** ↑.

> Aus klinischer Sicht sind die wichtigsten Faktoren dieses komplexen Regulationssystems:
> - der Presso- und Chemorezeptorenreflex;
> - das Renin-Angiotensin-System (RAS);
> - die Katecholamine.

1.2 Was ist der Normalwert bei Hund und Katze?

Zur richtigen Beurteilung des Blutdrucks und Erkennung von Veränderungen im Sinne einer Hyper- oder Hypotonie ist die Kenntnis des Normaldruckes des jeweiligen Patienten Voraussetzung. Auch muß bedacht werden, daß jedes Meßprinzip (Doppler, Oszillometrie, direkte Blutdruckmessung – s. auch Kap. 6) einen Einfluß auf die zu erhaltenden Werte hat, so daß optimal ein Rassereferenzwert heranzuziehen ist, der mit dem verwendeten System ermittelt wurde. Grundsätzlich können ein tierartspezifischer, rassespezifischer und individueller Normaldruck unterschieden werden. Die genauesten Aussagen sind mit Vergleichen zum individuellen Blutdruck zu erzielen, die durch regelmäßige Messung der Tiere (mind. 1mal/Jahr) erstellt werden. Vor allem frühdiagnostische Hinweise lassen sich so wesentlich sensibler und zu einem noch sehr frühen Zeitpunkt erkennen. Hunde und Katzen verhalten sich unterschiedlich bezüglich ihres Normalwertes.

Hunde

Die Referenzwerte beim Hund sind rassespezifisch, wobei Golden und Labrador Retriever sowie Riesenrassen eher eine hypotone, Windhunde hingegen eher eine hypertone Gruppe bilden. Tabelle 1-2 gibt einen Überblick häufiger Hunderassen und ihrer Normalwerte.

Durchschnittlicher Blutdruckwert: **133/75**

(Bodey und Michell [1996], gemittelt über 1782 klinisch gesunde Hunde verschiedenster Rassen mit oszillometrischer Blutdruckmessung)

Damit kann ein Wert von 133/75 als Anhaltspunkt für den Hund genommen werden, besser ist jedoch die rassespezifische Beurteilung, und am genauesten wird eine Aussage im Vergleich zum individuellen Blutdruck.

Katzen

Katzen haben rasseunabhängige Normalwerte. Aber auch bei den Katzen ist der individuelle Blutdruck als sensibelste Bezugsgröße anzusehen.

Normalwert für Katzen
(oszillometrisch, gemittelt über 90 gesunde
Katzen verschiedener Rassen) **124/84**

Ähnliche Referenzwerte wurden auch von anderen Untersuchern beschrieben:

Katze

118/84	Kobayashi, 1990	Doppler
125 ± 11/89 ± 9	Brown et al., 1997	Oszillometrisch: Dinamap
123 ± 14/88 ± 15	Curtet, 2001	Oszillometrisch: MEMO*PRINT*

Tabelle 1-2 Rassereferenzwerte Hund (ermittelt mit einem oszillometrischen System)[1]

Rasse	Systolischer Druck mmHg	Diastolischer Druck mmHg	Puls
Labrador	118 ± 17	66 ± 13	99 ± 19
Golden Retriever	122 ± 14	70 ± 11	95 ± 15
Pyrenäenhund	120 ± 16	66 ± 6	95 ± 15
Yorkshire Terrier	121 ± 12	69 ± 13	120 ± 14
West Highland	126 ± 6	83 ± 7	112 ± 13
Border Collie	131 ± 14	75 ± 12	101 ± 21
King Charles Spaniel	131 ± 16	72 ± 14	124 ± 24
Deutscher Schäferhund	132 ± 13	75 ± 10	108 ± 23
Terrier	136 ± 16	76 ± 12	104 ± 16
Bullterrier	134 ± 12	77 ± 17	122 ± 6
Chihuahua	134 ± 9	84 ± 12	109 ± 12
Zwergrassen	136 ± 13	74 ± 17	117 ± 13
Pomeraner	136 ± 12	76 ± 13	131 ± 14
Beagle	140 ± 15	79 ± 13	104 ± 16
Dackel	142 ± 10	85 ± 15	98 ± 17
Saluki	143 ± 16	88 ± 10	98 ± 22
Greyhound	149 ± 20	87 ± 16	114 ± 28
Pointer	145 ± 17	83 ± 15	102 ± 14

[1]MEMO*PRINT* (S+BmedVET)

1.3 Welche Schwankungen können auftreten?

Der Blutdruck ist ein vielfältig beeinflußbares Gesundheits-Barometer und keine starre Größe!
Neben den bereits angedeuteten und in den folgenden Kapiteln noch eingehend zu besprechenden pathologischen Ursachen für Blutdruckveränderungen spielen verschiedene Schwankungen ebenfalls eine Rolle. Ihre Kenntnis unterstützt zum einen die richtige Interpretation von Meßergebnissen, dient zum anderen aber auch der Veranschaulichung, warum auf die Einhaltung von optimalen Meßvoraussetzungen geachtet werden sollte.

Um die Auswirkung selbst streßbedingter Schwankungen so gering wie möglich zu halten, ist immer eine Meßreihe aus mindestens 3–5 Einzelmessungen und der daraus ermittelte Durchschnittswert zur Beurteilung heranzuziehen. Dieser ist eine relativ genaue Wiedergabe der tatsächlichen Blutdrucksituation. Die Einzelmessungen können direkt nacheinander durchgeführt werden.

1.3.1 Physiologische Schwankungen

Herzfrequenz, Füllungsvolumen und die Schlagkraft des Herzens, aber auch die periphere Gefäßsituation beeinflussen jede einzelne Blutdruckwelle. Die Abstimmung dieser Parameter ist auf eine situationsbedingte Kombination der in Kapitel 1.1.2 dargestellten Regulationsmechanismen zurückzuführen, die neben der akuten Gegenregulation in hypo- oder hypertonen Situationen auch geringste homöostatische Schwankungen auszugleichen versuchen.

> Jeder Herzschlag generiert seinen eigenen Blutdruck.
> Der Blutdruck schwankt ständig um bis zu 10 (–15) mmHg.
> Im Rahmen einer Meßreihe (3–5 Einzelmessungen) werden diese Einflüsse minimiert.

1.3.2 Tageszeitliche Schwankungen

Brown et al. (1997) haben mit Hilfe eines implantierten Blutdruckmeßsystems (Telemetrie) die diurnale Blutdrucksituation bei Katzen untersucht.
Der Blutdruck der Katze zeigt keine tageszeitlichen Schwankungen.

Für den Hund werden geringe tageszeitliche Schwankungen postuliert.

1.3.3 Aufregungsbedingte Schwankungen

Diese können eine sehr komplexe Ursache haben oder einfach nur auf einer streßbedingten Freisetzung von Katecholaminen beruhen. Demnach sind zu unterscheiden:

> 1. White-Coat-Effekt (Weißkittel-Effekt)
> 2. Geräusche, unruhige Umgebung

1.3.3.1 White-Coat-Effekt
Dieses Phänomen kann bei aufgeregten Tieren auftreten und ist auch beim Menschen eingehend bekannt. Allein der weiße Kittel des Tierarztes („White Coat") oder die Praxisumgebung können ausreichen, den Blutdruck zu erhöhen.

Belew et al. (1999) simulierten an Katzen den Gang zum Tierarzt und die dortigen Untersuchungen bei gleichzeitiger telemetrischer Blutdruckmessung.

Ergebnisse:
- Die Fahrt zum Tierarzt erhöhte den systolischen Blutdruck um ca. 30 mmHg, der Blutdruck normalisierte sich im Wartezimmer innerhalb weniger Minuten (< 10) fast vollständig.
- Die klinische Untersuchung (v. a. Temperaturmessen und Untersuchung der Maulhöhle) erhöhte den systolischen Blutdruck wiederum um ca. 30 mmHg!
- Die oszillometrische Blutdruckmessung führte zu nur minimaler/keiner Beeinträchtigung des Blutdruckes.

> Die Blutdruckmessung sollte *nach* einer gewissen Akklimatisationszeit (~ 5 min), aber *vor* der klinischen Untersuchung stattfinden.

1.3.3.2 Geräusche, unruhige Umgebung

Plötzliche Geräusche wie:
- herunterfallende Schlüssel;
- zufallende Türen;
- Hereinrufen des Mitarbeiters;
- vorbeifahrendes Auto mit Blaulicht/Sirene;
- bellende Hunde;
- läutendes Telefon;

aber auch:
- hektischer/ungeduldiger Umgang mit dem Tier;
- überdrehte Tierbesitzer

können über eine Adrenalin-/Noradrenalinausschüttung zu kurzzeitigen Blutdruckveränderungen führen.

⇨ Massive Abweichung auch nur eines einzelnen Meßwertes innerhalb einer Meßreihe begründen sich in der extrem schnellen Wirkung der Katecholamine (Sekunden!).

> **Umgebung bei der Blutdruckmessung aktiv mitbeobachten, um Meßergebnisse interpretieren zu können.**

1.4 Erfolgreiches Blutdruckmessen in der Praxis

„Am wichtigsten ist, wirklich messen zu wollen!"
Alexander Hüttig, Reutlingen

1.4.1 Meßvoraussetzungen

Bereits Detweiler und Trautvetter (1980) beschrieben „Erregungshypertonien" durch Umwelteinflüsse selbst bei scheinbar ruhigen Tieren mit nur geringer Erhöhung der Herzschlagfrequenz. Deshalb ist es wichtig, einige Grundregeln zu beachten:
- Durchführung der Blutdruckmessung in einem ruhigen Raum, zumindest einer ruhigen Ecke;
- kein Durchgangsbereich, keine hereinstürmenden Mitarbeiter etc.;
- Blutdruckmessung vor der klinischen Untersuchung;
- ruhiger und geduldiger Umgang mit dem Tier;
- Anwesenheit des Tierbesitzers, sofern dieser nicht zuviel Unruhe verursacht;
- die Wahl eines für die Anwendung am Tier geprüften Blutdruckmeßgerätes;
- Bestimmung einer oder mehrerer für die Blutdruckmessung verantwortlichen Personen (Tierarzthelferin!) zur Sicherstellung eines standardisierten Meßablaufes.

> **Lassen Sie das Tier sich akklimatisieren:**
> - **Katze aus dem Korb nehmen, entweder vom Tierbesitzer halten lassen oder auf den Untersuchungstisch setzen.**
> - **Kleine Hunde ebenfalls vom Tierbesitzer halten lassen oder auf den Untersuchungstisch setzen.**
> - **Große Hunde, wenn möglich, auf dem Boden messen.**

1.4.2 Praktische Durchführung der Blutdruckmessung

Wichtig ist, auf das Tier und die jeweilige Situation einzugehen.

Blutdruckmessen ist eine einfache, aber dennoch gerätemedizinische Untersuchung und erfordert deshalb
- genaue Kenntnis des Gerätes;
- genaue Kenntnis des Meßprinzips und möglicher Fehlerquellen;
- korrektes und sorgfältiges Anlegen der Manschette;
- Minimierung streßauslösender Reize (auch der eigenen Ungeduld!).

Da für die Beurteilung der Blutdrucksituation sowohl der systolische als auch der diastolische Blutdruck von großer Bedeutung sind, soll die Messung am Beispiel eines oszillometrischen Gerätes (MEMO*PRINT* S+BmedVET) veranschaulicht werden.

Die Oszillometrie beruht auf der Wahrnehmung und Weiterleitung von Arterienwandoszillationen, die bei Erreichen des systolischen, mittleren und diastolischen Blutdrucks charakteristische Amplituden besitzen (s. Kap. 6).

1.4.2.1 Lokalisation der Meßstellen

Zwei Meßstellen sind bei wachen Hunden und Katzen zu bevorzugen, da sie vergleichbare Ergebnisse liefern:
- an der Vordergliedmaße;
- am Schwanzansatz.

Unter Anästhesie kann auch die Hintergliedmaße verwendet werden (Henke et al., 2000).

Wichtig:
- Manschette so anlegen, daß ihr sensibelster Teil (Sensorbereich, s. Abb. 1-6) möglichst nahe an einer peripheren Arterie liegt, z. B. A. brachialis bei Katzen (s. a. Kap. 6.1.2.2).
- Eine herznahe Messung optimiert die Ergebnisse. Abweichungen aufgrund einer distalen Meßposition beim stehenden oder sitzenden Tier sind jedoch gering und daher weitgehend vernachlässigbar.

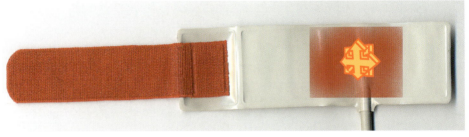

Abbildung 1-6 Sensorbereich der Manschetten. Dieser ist bei allen 3 Manschetten im Bereich der Schlaucheintrittsstelle, wie hier an der Katzenmanschette, eingezeichnet

1.4.2.2 Blutdruckmessen beim Hund

Um zügig Meßwerte erheben zu können, ist es wichtig, das Tier möglichst streßfrei zu messen und keine Abwehrbewegungen (Artefakte) zu forcieren. Die optimale Meßposition ist daher die Brustbauchlage („Platz").

Es ist eine natürliche und vertraute Position für den Hund bei gleichzeitig entspannter Gliedmaße. Dies ist wichtig, da ständige Be- und Entlastung der Gliedmaße zu Artefakten führt, die die Messung deutlich verzögern oder unmöglich machen können. Bei kleinen Hunden/Zwergrassen kann es von Vorteil sein, das Tier dem Besitzer auf den Schoß zu geben und wie bei Katzen am Oberarm zu messen.

Korrektes Anlegen der Manschette:
- Manschette zwischen Karpal- und Ellbogengelenk anlegen;
- Schlauch distal wegführen, um das Tier nicht zu irritieren;
- Sensorbereich über der Arterie plazieren;
- Manschette eng schließen (Zwischenraum Gliedmaße/Manschette < 1 Fingerbreit). Zu lockere Manschette kann Oszillationen der Arterienwand nicht aufnehmen („Manschettenfehler").

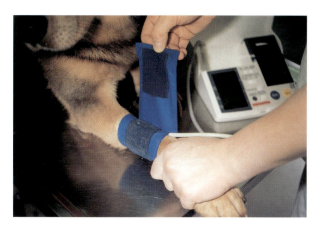

Abbildung 1-7 Manschettenpositionierung beim Hund

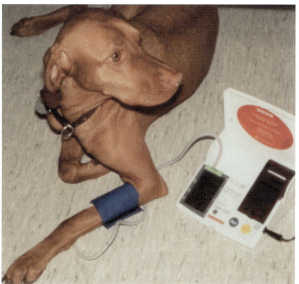

Abbildung 1-8 Hund in entspannter Meßposition

Pfote während der Messung nicht festhalten! Hunde tolerieren ein Festhalten der Pfote meist schlecht und wollen sich aus der ungewollten Situation befreien – diese Abwehrbewegungen führen zu Artefakten!

Die Einzelmessungen (3–5) einer Meßreihe können ohne Wartezeit direkt nacheinander durchgeführt werden.

Bei starker Dyspnoe ist die Brust-Bauchlage oft nicht möglich. Um diese Patienten streßfrei zu messen, kann alternativ eine Messung im Sitzen oder Stehen erfolgen. Dabei ist dann aber unbedingt folgendes zu beachten:

Bei Messung an der Vordergliedmaße: entsprechende Gliedmaße anheben (um eine Belastung und damit Artefakte zu vermeiden) und am Ellbogen unterstützen. Nicht an der Pfote festhalten. Oft ist es jedoch einfacher, diese Patienten am Schwanz (s. Kap. 6.1.2.2) zu messen.

1.4.2.3 Blutdruckmessen bei der Katze

Katzen sind oft wesentlich weniger kooperativ als Hunde und deshalb teilweise schwieriger zu messen. Wichtig ist daher, zunächst eingehend Kontakt mit der Katze aufzunehmen und die Messung dann ruhig und geduldig, aber dennoch zügig durchzuführen.

> Bei Katzen ist vorherige Übung des korrekten Positionierens der Manschette und des Meßablaufes zu empfehlen, bevor die Messung routinemäßig in den Praxisablauf integriert wird.

Optimale Meßposition: Auf dem Arm oder Schoß des Besitzers, in Sternallage oder unter der Brust angehoben auf dem Untersuchungstisch. Auch bei der Katze ist eine entspannte Gliedmaße entscheidend.

Wichtig: Streßfrei messen!

Wehrt sich eine Katze massiv gegen die Messung, helfen ein bißchen Verständnis und gutes Zureden weitaus mehr als der fortgeführte Kampf. Katzen können das Blutdruckmessen erheblich erschweren, obwohl sie nicht schwieriger zu messen sind als Hunde, wenn man sie nur als Katzen akzeptiert!

Manschette möglichst zügig anlegen und aufpumpen lassen, auch wenn die Position noch nicht korrekt zu sein scheint. Durch Druck auf den Oberarm werden verschiedene Akupressurpunkte aktiviert, die ebenfalls zur Beruhigung der Tiere beitragen. Nun ist auch eine Korrektur der Manschettenposition und damit eine erfolgreiche Messung möglich.

Tips:
- Die Manschette ist i. d. R. leichter an der rechten Vordergliedmaße anzulegen (s. Abb. 1-9).
- Manschette möglichst zügig schließen, um Abwehrbewegungen der Katze zu minimieren.
- Manschettenposition kontrollieren, ggf. korrigieren (drehen), um Sensorbereich über der Arterie zu lokalisieren.
- Manschette dann nach oben schieben – konische Gliedmaßenform gewährleistet besseren Sitz der Manschette.
- Die Vordergliedmaße im Ellbogengelenk anwinkeln (s. Abb. 1-10a), um die korrekte Position der Manschette zu sichern. Alternativ kann mit Daumen und Zeigefinger unterhalb der Manschette deren Abrutschen vermieden werden (s. Abb. 1-10b). Während der Messung dann auf ruhige Position der eigenen Finger achten (Artefaktgefahr).
- Bei Langhaarkatzen Fell mit dem Strich etwas anfeuchten (Wasser), erleichtert das Anlegen der Manschette.
- Tier während der Messung ansprechen, ggf. ruhig streicheln lassen (Tierbesitzer).
- Auf Reaktion der Tiere achten. Katzen sind sehr sensibel und allein ihr Ohrspiel kann schon als Hinweis auf Aufregung und Streß dienen.

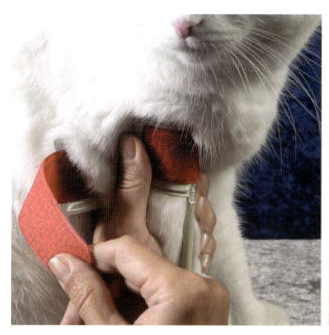
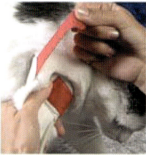
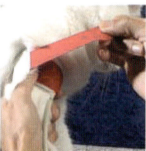

Abbildung 1-9 Manschettenpositionierung bei der Katze: Oberhalb des Ellbogens eng anlegen. Mit dem linken Daumen Manschette am kurzen Ende fixieren, mit der rechten Hand unter Zug schließen. Schlaucheintritt sollte dabei kranial im Bereich der A. brachialis liegen

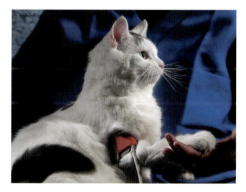
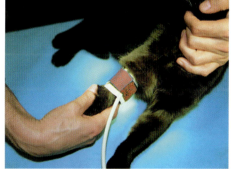

Abbildung 1-10a Manschettenposition bei der Katze oberhalb des Ellbogengelenkes, Gliedmaße während der Messung anwinkeln. Vorgehen sonst wie beim Hund

Abbildung 1-10b Sicherung der Manschettenposition mit Daumen und Zeigefinger, wenn Anwinkelung der Gliedmaße nicht möglich ist

1.4.2.4 Andere Tierarten

Auch andere Tierarten können oszillometrisch gemessen werden. Eigene Erfahrungswerte liegen vor bei:

Kaninchen: Messung am Oberarm wie bei der Katze, Kaninchen jedoch auf den Tisch setzten und gut fixieren oder auf dem Arm halten (s. Abb. 1-12).
Normalwerte bei wachen Tieren: 100–110/70–80

Schwein: Messung wie beim Hund: zwischen Karpalgelenk und Ellbogengelenk.
Meßergebnisse in Narkose: 110–120/70–80

Pferd: Messung an der Schwanzwurzel mit der Pferdemanschette, Sensorbereich ventral über A. caudalis mediana.
Normalwert beim wachen Warmblüter: 112/70

Löwe: Messung am Schwanz (s. Abb. 1-11)
Narkosewerte (Isofluran 0,8, 4 l O_2/min)
(n = 15)(Lendl et al., in Vorber.) 116/81

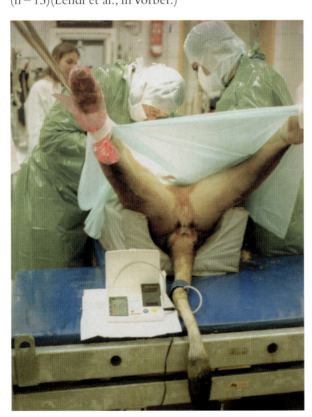

Abbildung 1-11 Meßposition bei großen Wildkatzen

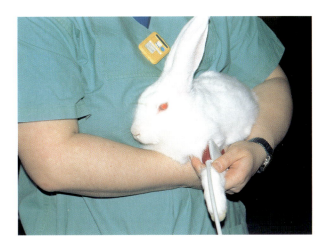

Abbildung 1-12 Plazierung beim Kaninchen am Oberarm

1.4.3 Interpretation von Meßergebnissen

Meßergebnisse sollten bezüglich Hyper- oder Hypotonie im Verhältnis zu dem jeweiligen Normalwert und, falls vorhanden, dem individuellen Blutdruckwert (s. a. Kap. 7) beurteilt werden. Darüber hinaus ist es wichtig, die bereits besprochenen (Kap. 1.3) Schwankungen interpretieren zu können:

Physiologische Schwankungen
Zur Wiederholung: Der Blutdruck ist keine absolute Zahl. Jeder einzelne Herzschlag generiert seinen eigenen Blutdruck.

Erkennung und Interpretation der physiologischen Schwankungen:

Beispiel typischer Meßergebnisse einer Meßreihe:
124/81 – 129/84 – 119/78 – 124/80 – 126/79
- Derartige Schwankungen sind völlig normal.
- Für die Beurteilung des Blutdrucks ist deshalb immer der Durchschnittswert dieser Einzelmessungen heranzuziehen.
- Der errechnete Durchschnittswert aller 5 Einzelmessungen würde in diesem Fall 124/80 betragen.
- Wären nur die ersten 3 Messungen gewertet worden, läge der Durchschnittswert bei 124/81.
- Damit wird deutlich, daß bei physiologischen Schwankungen eine Meßreihe von 3 Einzelmessungen zur Beurteilung des tatsächlichen Blutdruckwertes oft schon ausreicht.

White-Coat-Effekt
Initial relativ hoher Blutdruck (+ > 20 mmHg), der mit zunehmender Beruhigung des Tieres sinkt.

Beispiel typischer Meßergebnisse einer Meßreihe:
168/110 – 149/98 – 134/90 – 129/85 – 132/89 – 128/83 – 136/87
- Bei Wertung der ersten drei Einzelmessungen: Durchschnittswert von 150/99 (milde diastolische Hypertonie [s. Kap. 2.1], systolisch noch grenzwertig).
- Bei Wertung der ersten fünf Einzelmessungen: Annäherung an den hier wahrscheinlichen Blutdruckwert innerhalb seiner physiologischen Schwankungsbreite mit 142/94.
- Der hier tatsächliche Wert liegt bei etwa 132/87 (Messung 3–7).
- Der Durchschnittswert aus 7 Einzelmessungen (139/91) nähert sich dem tatsächlichen Wert fast völlig.

> Im Falle des White-Coat-Effekt
> - entweder zusätzliche Einzelmessungen durchführen, um eine genaue Aussage treffen zu können,
> oder
> - Tier etwas akklimatisieren lassen (ca. 5 min) und eventuell ersten Meßwert verwerfen, danach eine Meßreihe durchführen.

Aufregungsbedingte Schwankungen

Plötzliche Geräusche während der Messung (herunterfallender Schlüssel, zufallende Tür, hereinkommende Kollegen, vorbeifahrendes Auto mit Blaulicht) führen zu Katecholaminausschüttung und damit zu unmittelbarer, aber meist nur kurzzeitiger Erhöhung des Blutdrucks.
- Oft ist nur eine einzige Messung betroffen.

Typische Meßergebnisse:
128/79 – 125/78 – 159/96 – 132/80 – 125/76
- In diesem Fall entweder den plötzlich hohen Wert nicht speichern und die 3. Messung wiederholen (1. + 2. + 4. Messung: 128/79)
- oder noch 2 zusätzliche Messungen (insgesamt 5) durchführen (1.–5. Messung: 134/82).
- Zwischen beiden Ergebnissen liegen nur wenige mmHg.
- Beide Auswertungen können zuverlässig herangezogen werden.

> **Die Beurteilung des Blutdrucks besteht immer aus Messung und Interpretation der Meßergebnisse.**
>
> **Jede Einzelmessung ist eine Momentaufnahme. Schwankungen bedeuten keinen Fehler in der Blutdruckmessung, sondern geben die momentane Situation des Blutdrucks wieder.**
>
> **Aktives Beobachten des Tieres und der Umgebung erlauben eine korrekte Interpretation der Meßergebnisse.**

2 Ursachen und Folgen der Hypertonie

W. Kraft, B. Egner

2.1 Wann spricht man von Hypertonie?

Hypertonie ist die krankhafte Erhöhung des Blutdrucks, die zum einen zur Progression der auslösenden Erkrankung führt, zum anderen aber auch Ursache für sogenannte Endorganschäden sein kann.
- Hypertonie ist eine Krankheit.
- Hypertonie ist ein Symptom anderer Krankheiten.
- Hypertonie ist Ursache für bestimmte Krankheiten.

Ein Blutdruck wird als hyperton eingestuft, wenn
- nur der systolische Blutdruck entsprechend erhöht ist: **systolische Hypertonie**;
- nur der diastolische Blutdruck entsprechend erhöht ist: **diastolische Hypertonie**;
- der systolische und der diastolische Blutdruck erhöht sind: **gemischte Hypertonie**.

Alle 3 Formen der Hypertonie treten bei Hund und Katze auf. Rein diastolische Hypertonien scheinen sich im Frühstadium von z. B. Herz- und Niereninsuffizienz zu häufen (IBPF, 2001).

In der Literatur gibt es vielfältige Angaben bezüglich der Grenzen zur Hypertonie, die von 160/90 bis 220/120 reichen.

Einteilung der Hypertonie

Nicht jede Hypertonie muß therapiert werden. Gerade bei milder und z. T. noch bei mittelschwerer Hypertonie kann es genügen, die auslösende Krankheit zu behandeln und die Hypertonie zu überwachen. Eine schwere Hypertonie hingegen ist in jedem Fall zu therapieren. Die Übergänge sind fließend und sollten rassespezifisch betrachtet werden (Kap. 1, Tab. 1-2).

	Hund und Katze	Beim Hund auch:
Milde Hypertonie	> 150/95	Rassereferenzwert + ~20 mmHg
Mittelschwere Hypertonie	> 160/100	Rassereferenzwert + ~30 mmHg
Schwere Hypertonie	> 180/120	Rassereferenzwert + ~50 mmHg

Übersicht 2-1 Krankheiten, die mit Hypertension einhergehen, und ihr hämodynamischer Mechanismus

Krankheit	den BD beeinflussender Mechanismus	Veränderungen am Herzen
Herzkrankheiten	Katecholaminfreisetzung, Aktivierung des RAAS	Herzfrequenz ↑ und SV ↑ (DKMP nur im frühen Stadium) ⇨ HMV↑; mit zunehmend versagendem Herz erschlafft der Herzmuskel. ⇨ HMV ↓
Renale Krankheiten	RAAS-Aktivierung, Wachstumsfaktoren	⇨ Hypertrophie linker Ventrikel ⇨ Herzfrequenz ↑, SV ↑ ⇨ HMV ↑
Hyperthyreose	Erhöhte β-adrenerge Aktivität, RAAS-Aktivierung, hormonell bedingte sekundäre Nephropatien	Herzfrequenz ↑↑, SV ↑ ventrikuläre Hypertophie ⇨ HMV ↑
Hyperadrenokortizismus	Katecholaminsynthese ↑, β- und α-Rezeptoren stimuliert, RAAS-Aktivierung, vasopressorische Effekte?	Herzfrequenz ↑ SV ↑ ⇨ HMV ↑ Hypertrophie linker Ventrikel
Diabetes mellitus	Diabetische Nephropathien, gestörter Lipidmetabolismus ⇨ Gefäßveränderungen	Herzfrequenz ↑, HMV ↑ Hypertrophie linker Ventrikel
Akromegalie	Erhöhte Aldosteronfreisetzung, vermehrte Natrium- und Wasserretention	? (evtl. somatotropin-induzierte Hypertrophie)
Hyperöstrogenismus	Östrogene stimulieren Angiotensinogenproduktion ⇨ RAAS-Aktivierung	Hypertropher Faktor, evtl. SV ↑
Phäochromozytom	Massive Sekretion von Katecholaminen, oft episodenhaft, Stimulation von Reninfreisetzung	Herzfrequenz ↑↑ SV ↑↑ ⇨ HMV ↑↑
Primärer Hyperaldosteronismus	Erhöhte Sezernierung von Mineralkortikoiden, v.a. Aldosteron	?
Neurologische Veränderungen	Läsionen im Diencephalon, Schmerzen ⇨ Sympathikotonus ↑ ⇨ Katecholamine ↑	Herzfrequenz ↑ SV ↑ ⇨ HMV ↑
Anämie	Chemorezeptoren erkennen O_2-Mangel	Herzfrequenz ↑ SV ↑ ⇨ HMV ↑

Ursachen und Folgen der Hypertonie 25

Peripherie	BD Veränderungen initial	BD Veränderungen später
Vasokonstriktion, Volumenretention ⇨ erhöhte Vor- und Nachlast	↑ bei chronischem Verlauf vorübergehend „normal" erscheinend	↓–↓↓
Vasokonstriktion (Niere: ⇨ erhöhter Filtrationsdruck ⇨...⇨ Glomerulosklerose), Volumenretention ⇨ erhöhte Vor- und Nachlast	↑	↑↑(↑)
Vasokonstriktion, Volumenretention ⇨ erhöhte Vor- und Nachlast	↑	↑↑
Vasokonstriktion, Volumenretention ⇨ erhöhte Vor- und Nachlast	↑	↑↑
Vaskuläre Veränderungen, Vasokonstriktion, später Volumenretention	↑	↑↑
Volumenretention ⇨ Vorlast steigt	(↑)	(↑)
Vasokonstriktion, Volumenretention ⇨ erhöhte Vor- und Nachlast	(↑)	(↑)
Vasokonstriktion ↑↑	↑↑↑	↑↑↑
Volumenretention	(↑)	↑
Vasokonstriktion	↑	↑
Vasokonstriktion	↑	↑

↑ erhöht, ↓ erniedrigt

2.2 Wie entsteht die Hypertonie?

Die für die Homöostase verantwortlichen Mechanismen liegen auch der Entstehung der Hypertonie zugrunde. Infolge krankhafter Veränderungen bleibt ein Rückkopplungsmechanismus jedoch aus.

> Arterieller Blutdruck = Herzminutenvolumen x Totaler Peripherer Widerstand

Die Mechanismen, die zu Bluthochdruck führen, greifen an einem dieser Faktoren an und führen entweder zur Erhöhung des Herzminutenvolumens oder des peripheren Widerstandes (Littmann und Dobratz, 1995):

Herzminutenvolumen (HMV) wird erhöht durch
- Herzfrequenzerhöhung;
- erhöhtes Schlagvolumen (Herzkraft x enddiastolische Füllung) (s. auch Kap. 1.1.1).

Tabelle 2-1 Ursachen der Hypertonie in Zusammenhang mit auslösenden Grundkrankheiten

Herzminutenvolumen (HMV)		Totaler Peripherer Widerstand (TPW)
Herzfrequenz (HF) nimmt zu durch:	**Schlagvolumen (SV)** erhöht durch:	**TPW** erhöht durch:
eine Zunahme in Anzahl und Sensitivität der kardialen β-Rezeptoren (**Hyperthyreose**) erhöhte Ausschüttung von Katecholaminen (z. B. **Phäochromozytom**) **Anämie Hyperviskosität Polyzythämie**	**hypervolämische Zustände**, v. a. infolge einer erhöhten Na- und H$_2$O-Retention (z. B. **Niereninsuffizienz Hyperaldosteronismus Hyperadrenokortizismus**)	**Hyperthyreose, Herzinsuffizienz, Nierenkrankheiten, Phäochromozytom etc.** bewirken eine Vasokonstriktion über Angiotensin II, Katecholamine, erhöhtes intrazelluläres NaCl **erhöhtes zytosolisches Ca^{2+} erhöhter arterieller Gefäßtonus erhöhte Sensitivität für zirkulierende Vasopressoren** (v. a. Angiotensin II/Katecholamine) **verminderte Vasodilatorenkonzentration** (verminderte Synthese/Freisetzung von v. a. Prostaglandinen, Bradykinin) v. a. bei **Nierenkrankheiten**. Verminderte arterielle Elastizität/Arteriosklerose evtl. infolge **Hypothyreose**

Maßgebliche Einflüsse auf den peripheren Widerstand
Das Renin-Angiotensin-System kann aktiviert werden durch:
- intrarenale Krankheiten
  (Glomerulonephritis, Amyloidose, Pyelonephritis, chronische interstitielle Nephritis, PKD);
- extrarenale Krankheiten
  (z. B. Stenose oder Obstruktion der A. renalis, Thrombembolie, Herzinsuffizienz).

Glukokortikoide erhöhen die Angiotensinogenproduktion.
NaCl und aktiviertes RA-System erhöhen den Blutdruck durch Erhöhung von Schlagvolumen (SV) und Totalem Peripheren Widerstand (TPW).
Aldosteron führt zu NaCl-Retention ⇨ SV ↑ und TPW ↑.

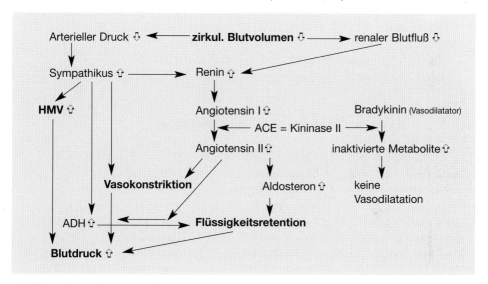

Abbildung 2-1 Besondere Bedeutung des Renin-Angiotensin-Systems in der Regulation des Blutdrucks

2.3 Welche Ursachen hat die Hypertonie bei Hund und Katze?

Im Gegensatz zum Menschen, bei dem über 95 % der Hypertonien als primäre Hypertonien beschrieben sind (die also ohne auslösende Grundkrankheit auftreten), findet man bei Hund und Katze fast ausschließlich sekundäre Hypertonien.

2.3.1 Primäre Hypertonie

Vorkommen und infragekommende Ursachen dieser Krankheit in der Tiermedizin sind bis heute nicht geklärt. Beim Hund wurde durch Züchtung an der University of

Pennsylvania (Bovée, 1986) eine Hundelinie erzeugt, die primär hypertensiv zu sein scheint. Diese Hunde weisen einen Normaldruck von > 170/105 auf. Darüber hinaus ist aber bis heute ungeklärt, ob es eine primäre Hypertonie bei Hund oder Katze überhaupt gibt.

2.3.2 Sekundäre Hypertonie

Sekundäre Hypertonie ist die mit Abstand häufigste, wenn nicht sogar einzige Form der Hypertonie bei Hund und Katze. Dabei ist eine auslösende Krankheit für die Entstehung der Hypertonie verantwortlich. Dies ist ein entscheidender Vorteil in der Tiermedizin.

- Blutdruck kann als (früh)diagnostischer Parameter herangezogen werden.
- Hypertonie hat eine Ursache, die therapiert werden kann.
- Therapie der Grundkrankheit unterstützt die Therapie der Hypertonie.
- Blutdruckmessung ermöglicht eine Therapie- und Verlaufskontrolle.

2.3.3 Hypertonieassoziierte Krankheiten

Die wichtigsten, in der Literatur beschriebenen Krankheiten, die zu Hypertonie führen und die diagnostisch in Betracht zu ziehen sind, wenn eine Hypertonie festgestellt wird, sind in Tabelle 2-2 zusammengestellt.

Teilweise sind die betroffenen Tiere bereits hyperton, bevor sie symptomatisch sind. Der Blutdruck kann also schon im frühen Stadium erhöht sein und damit als frühdiagnostischer Parameter dienen.

Mit Fortschreiten der Krankheit nimmt die Inzidenz der Hypertonie zu, doch besteht hier kein lineares Verhältnis. Eine Blutdruckkontrolle ist daher essentiell.

Tabelle 2-2 Primäre und sekundäre Hypertonie bei Hund und Katze

Ursache	Hund	Katze
Primäre Hypertonie	Evtl.: Pennsylvania Zuchtlinie (Bovée, 1986)	??
Sekundäre Hypertonie	X	X
Nierenkrankheiten (z. B. chron. Niereninsuffizienz, Glomerulonephritis, Amyloidose, Glomerulosklerose, Pyelonephritis, PKD)	X	X
Hyperadrenokortizismus (auch iatrogen, v. a. Prednisolon)	X	?

Fortsetzung Tabelle 2-2 Primäre und sekundäre Hypertonie bei Hund und Katze

Ursache	Hund	Katze
Hyperthyreose	(X)	X
Diabetes mellitus	X	X
Herzinsuffizienz (frühe Stadien, HKMP)	X	X
Phäochromozytom	X	X
Hyperaldosteronismus	X	?
Pathologische Zustände mit erhöhter Herzfrequenz (Anämie, Hyperviskosität, Polyzythämie, Fieber, Arteriovenöse Fistel)	X	X
Gefäßbedingt (z. B. Stenose/Obstruktion der A. renalis, Thrombembolismus, Niereninfarkt)	X	X
Intracraniale Krankheiten (z. B. Neoplasien)	X	X
Hyperkalzämie	?	?
Hyperöstrogenismus	X	?

2.3.3.1 Kardiale Krankheiten

Kann infolge einer akuten oder chronischen Herzkrankheit die Peripherie nicht mehr adäquat mit Blut versorgt oder der venöse Rückfluß nicht ausreichend aufgenommen werden, spricht man von einer Herzinsuffizienz. Primäre Folge ist ein Abfall des HMV und dabei v. a. eine verminderte Auswurfleistung.

Pathophysiologie:
- Endokardiose (meist primär Mitralklappe), v. a. kleine, chondrodystrophe Hunderassen: unvollständiger Klappenschluß und Regurgitation in den Vorhof, kompensatorische Hyperkontraktilität und final allmähliches Versagen des Myokards;
- akute Mitralklappeninsuffizienz infolge Ruptur der Chordae tendinae;
- dilatative Kardiomyopathie (DKMP), v. a. größere Hunderassen: systolische Dysfunktion infolge einer deutlich verminderten Kontraktilität des Myokards. Später zusätzlich funktionelle Klappeninsuffizienz und Regurgitation in den Vorhof;
- hypertrophe Kardiomyopathie (HKMP), v. a. Katze: diastolische Dysfunktion aufgrund der konzentrischen Hypertrophie und der damit verminderten Füllungskapazität des Ventrikels;

- restriktive Kardiomyopathien (RKMP), v. a. Katzen: diastolische Dysfunktion infolge deutlich eingeschränkter Elastizität des Ventrikels;
- hämodynamisch relevante Aorten- und Subaortenstenose (v. a. Hunde): verminderte Auswurfleistung infolge eines verengten Ausflußtraktes.

Das HMV ist auch beeinträchtigt durch:
- Tachykardie (infolge einer verkürzten Füllungszeit);
- Arrhythmien (durch Kontraktionen ohne oder nach nur minimaler vorheriger Ventrikelfüllung);
- Erregungsleitungsstörungen (Krankheiten des Sinusknotens, des AV-Knotens, des His-Bündels und der Purkinjefasern) durch keine oder verzögerte Erregungsweiterleitung und damit vermindertem HMV

(Skrodzki, 2000a; Lombard, 2000).

Mögliche Ursachen der Blutdruckveränderungen
Herzkrankheiten greifen sehr komplex in die Regulationsmechanismen ein und können sich unterschiedlich auf den Blutdruck auswirken.

In der Regel kann man initial eher einen (meist diastolisch) erhöhten Druck finden, im Spätstadium fast immer eine Hypotonie.

Chemo- und Pressorezeptoren erkennen die verminderte Auswurfleistung über O_2-Sättigung und Dehnungsgrad und führen zunächst reflexartig zur **Katecholaminausschüttung**:

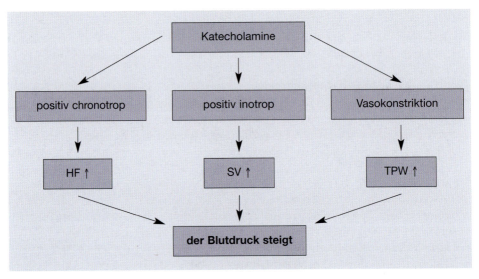

Abbildung 2-2 Einfluß der Katecholamine auf den Blutdruck

Bleibt die Situation bestehen, erfolgt schon bald eine Aktivierung des (v. a. lokalen) RA-Systems ⇨ weitere, massive Vasokonstriktion und damit Nachlasterhöhung. Gleichzeitig wird über eine Na- und Wasserretention Volumen aufgefüllt, die Vorlast also erhöht.

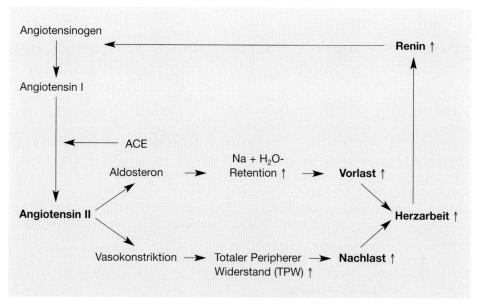

Abbildung 2-3 Auswirkung des RA-Systems auf den Blutdruck und das Herz. Der Blutdruck steigt infolge der erhöhten Vor- und Nachlast.

Mit fortschreitender Insuffizienz wird das Herzminutenvolumen zunehmend beeinträchtigt. Der Blutdruck sinkt zunächst auf „Normalwerte", um schließlich in den hypotonen Bereich abzugleiten. Bei starker Belastung oder Aufregung kann sich der Zustand dramatisch verschlechtern und der Patient in die hypotone Krise (Kardiogener Schock, Kap. 3.3.2.3) rutschen.

„Da sowohl bei chronischer als auch bei akuter Herzinsuffizienz die Variationsbreite der Blutdruckveränderungen erheblich schwanken kann, ist es notwendig, den Blutdruck eines Patienten regelmäßig, in jedem Fall aber vor Therapiebeginn zu messen und zu dokumentieren. Nur so können Krankheits- und Therapieverlauf richtig eingeschätzt werden" (Skrodzki, 2000a).

Klinische Befunde
- Symptome der Herzinsuffizienz (langes Schnüffeln bis verminderte Leistungsfähigkeit, Kurzatmigkeit, Husten etc.);
- Herzgeräusch, Galopprhythmus, Arrhythmie;
- EKG-Veränderungen (Highvoltage, Erregungsbildungs-/Leitungsstörung);
- Röntgenbefunde wie z. B. Kardiomegalie, Lungenödem;
- echokardiographische Veränderungen (Kontraktilität/Flußgeschwindigkeit, Regurgitation etc.).

Diagnose
Klinisches Bild in Zusammenhang mit
- Auskultation;
- Blutdruck;
- EKG;
- Röntgen;
- Ultraschall.

Therapie
Herzinsuffizienz und Hypertonie:
Mittel der Wahl: ACE-Hemmer, ggf. höher dosiert.

Bei hochgradigen oder allein durch ACE-Hemmer nicht behebbaren Stauungserscheinungen zusätzlich Diuretika.

Bei nachgewiesener verminderter Inotropie zusätzlich Herzglykoside oder Inodilatoren.

β-Blocker oder Ca-Antagonisten nach strenger Indikationsstellung.

2.3.3.2 Renale Krankheiten

Beim Menschen gehört der renale Bluthochdruck zu den häufigsten Hypertonieformen. Auch bei Hund und Katze wird je nach renaler Grundkrankheit eine Inzidenz von bis zu 93 % beim Hund (Cowgill, 1991) und bis zu 90 % bei der Katze (Cowgill, 1991; Carr, 2000) beschrieben. Dies scheint vor allem für die Glomerulopathien zuzutreffen (Grauer und Di Bartola, 1995). Umgekehrt muß eine Nierenkrankheit keineswegs immer mit Bluthochdruck einhergehen.

Ursachen
Hypertonie kann Ursache und Folge einer Nierenkrankheit sein und führt zur Progression der Krankheit selbst, aber auch zu Endorganschäden (s. Kap. 2.4).

Allerdings tritt die Hypertonie nicht immer auf, weshalb in jedem aktuellen Fall geprüft werden muß, ob und wie hoch der Grad der Hypertonie ist und ob eine systolische, eine diastolische oder gemischte Hypertonie vorliegt.

> ⇨ Für Prognose und Therapie der Nierenkrankheiten ist die Kenntnis der Blutdrucksituation von großer Bedeutung. Insbesondere muß wegen der therapeutischen Konsequenzen der Blutdruck gemessen werden.
>
> ⇨ Blutdruck kann – neben einer verminderten Konzentrationsfähigkeit und Clearance – als frühdiagnostischer Hinweis dienen.

Folgende renale Krankheiten können zu Hypertonie führen:
- akute Niereninsuffizienz;
- chronische Niereninsuffizienz;
- multiple Nierenzysten (PKD);
- obstruktive Nephropathie;

- Glomerulonephritis;
- interstitielle Nephritis;
- renale Dysplasie.

Mögliche Ursachen der Blutdruckveränderungen
Akute Niereninsuffizienz:
- meist nur vorübergehende Hypertonien.

Chronische Niereninsuffizienz:
- dauerhafte Blutdruckerhöhung mit milder bis schwerer Hypertonie.

Die Pathogenese der Hypertonie ist noch nicht in allen Einzelheiten geklärt; gesichert ist, daß unter dem Einfluß chronischer Nierenkrankheiten das Renin-Angiotensin-Aldosteron-System aktiviert wird. Außerdem soll eine vermehrte Sekretion von Katecholaminen vorliegen.

U. a. durch die Hypertonie geht Nierengewebe zugrunde, wodurch die gesamte renale Filtrationsrate sinkt. Zur Sicherstellung der renalen Perfusion und der damit verbundenen Filtrationsleistung kommt es zur
- Aktivierung des Renin-Angiotensin-Aldosteron-Systems aufgrund des verminderten Blutdrucks in den renalen Arteriolen (v. a. afferente Gefäße);
- Weitstellung der afferenten (zuführenden) Arteriolen.

Aber: Die nierenschützende Autoregulation des Drucks wird damit außer Kraft gesetzt.

- Angiotensin II hat eine außerordentlich stark vasokonstriktorische Wirkung, die in der Niere zu verminderter Durchblutung und damit zur Herabsetzung der Harnbildung und Harnausscheidung führt (reparatorischer Effekt etwa im hypovolämischen Kreislaufschock). Dadurch wird die efferente Arteriole engegstellt.
- Angiotensin II stimuliert darüber hinaus die Aldosteronsekretion in der Zona glomerulosa der Nebennierenrinde. Es steigert die Natriumrückresorption im distalen Tubulus, hemmt die Kaliumrückresorption und führt zum erhöhten Flüssigkeitsvolumen im Extrazellulärraum.

> Insgesamt resultiert durch allgemeine Gefäßkonstriktion und Volumenvergrößerung eine generalisierte Hypertonie.
>
> Darüber hinaus werden für den Bluthochdruck ein verstärktes Ansprechen der Pressorezeptoren, Hemmung von Prostaglandinen und damit von vasodilatatorischen Substanzen verantwortlich gemacht.

Der Hypertonie wird ein entscheidender Einfluß auf die Beschleunigung der Progression der Niereninsuffizienz zugeschrieben (Grauer, 2001; Finco et al., 1999):
Blut wird mit hohem Druck dem Glomerulum zugeführt ⇨ intraglomerulärer Druck ↑ ⇨ Aktivierung von Wachstumsfaktoren ⇨ Glomerulohypertrophie ⇨ Glomerulosklerose ⇨ Untergang des Glomerulums und schließlich des gesamten Nephrons.

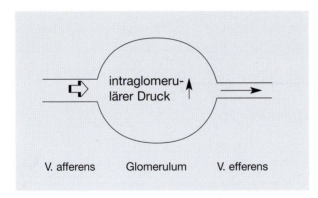

Abbildung 2-4 Weites Vas afferens – Glomerulum – enges Vas efferens. Blut wird mit hohem Druck und Volumen an das Glomerulum herangeführt, enge wegführende Gefäße erlauben keinen schnellen Abtransport und erhöhen damit den intraglomerulären Druck

⇨ Der erhöhte intraglomeruläre Druck führt zum beschleunigten Untergang des Nephrons anstatt zur verbesserten Nierenperfusion.

Klinische Befunde
- Symptome der chronischen Niereninsuffizienz (PU/PD, Anorexie, Erbrechen, Isosthenurie, Gewichtsverlust, Azotämie, Hyperphosphatämie);
- Symptome der Hypertonie (Apathie, Bewegungsunlust, Kopfschmerz, Herzinsuffizienz, Retinopathie [s. Kap. 2.5]).

Diagnose
- Urinuntersuchung (Dichte, Protein, Protein-Kreatinin-Verhältnis);
- Bestimmung von Kreatinin und Harnstoff, Phosphat, Natrium, Kalium, Kalzium, Chlorid, Basenüberschuß, Protein (Albumin);
- Blutdruckmessung (insbesondere auch wegen der therapeutischen Konsequenzen);
- unbedingt den Augenhintergrund mit untersuchen.

Therapie
Behandlung der Niereninsuffizienz:
Ausgleich einer Wasser-Elektrolyt-Imbalanz einschließlich metabolischer Azidose, Phosphatbindung (Aluminiumhydroxid, dreimal 10–30 mg/kg KGW im Futter), evtl. Calcitriol bei Knochenfibrose (einmal täglich 0,0025–0,003 µg/kg KGW per os), Kortikosteroide oder/und Zytostatika bei immunogener Glomerulitis, Erythropoetin bei aregenerativer Anämie, Nierendiät, Ω3-polyungesättigte Fettsäuren (s. Anhang).

Behandlung der Hypertonie:
ACE-Hemmer (evtl. Dosis verdoppeln), v. a. Katze: Amlodipin.

2.3.3.3 Endokrine Krankheiten

Verschiedene endokrine Krankheiten spielen im Zusammenhang mit Blutdruckveränderungen eine wichtige Rolle. Sie können zum einen selbst zu Hypertonien führen, verursachen oft aber auch Sekundärkrankheiten, die die Inzidenz der Hypertonieentstehung noch verstärken.

Akromegalie

Die Krankheit, der ein Hypersomatotropismus zugrunde liegt, geht mit einer erheblichen Vergrößerung vorwiegend der Gliedmaßen und des Kopfes nach Abschluß des Körperwachstums einher. Sowohl die Knochen- als auch die Weichteilgewebsmasse ist vermehrt. Zugrunde liegt eine Hypersekretion von Somatotropem Hormon (STH). Allerdings können die sonstigen Folgen des Hypersomatotropismus auch schon lange vor Ausprägung typischer Akromegaliesymptome auftreten. In 23–40 % der Fälle wird beim Menschen eine arterielle Hypertonie beschrieben, wohingegen beim Tier bisher keine Zahlen veröffentlicht wurden. Auch eigene Untersuchungsergebnisse liegen nicht vor.

Mögliche Ursachen der Blutdruckveränderungen
- Erhöhung des Natriums und der extrazellulären Flüssigkeitsmenge;
- Erhöhung von Hämatokrit und Erythrozytenzahl, dadurch Steigerung der Blutviskosität;
- sekundärer Diabetes mellitus;
- Adipositas.

Unklar ist, ob einige Fälle hypertropher Kardiomyopathie der Katze in Verbindung mit Diabetes mellitus etwa auf einen Hypersomatotropismus zurückzuführen sind. In diesem Zusammenhang wäre die hypertrophe Kardiomyopathie lediglich als Arbeitshypertrophie infolge der Nachlasterhöhung anzusprechen und hätte damit ihre Ursache in der Hypertonie.

Pathophysiologie
- Hypersekretion von STH meist infolge eines Hypophysen(vorderlappen)adenoms oder einer Hyperplasie der azidophilen Zellen in der Hypophyse;
- erhöhte Sekretion von STH während des Diöstrus unter dem Einfluß der Progesteronsekretion;
- iatrogen durch Langzeitbehandlung mit STH oder mit Progestagenen (Eigenmann und Rijnberk, 1981).

Klinische Befunde
- Umfangsvermehrung der Gewebe im Bereich des oberen Respirationstraktes einschließlich des Rachens, der Zunge, des Pharynx und des Larynx.
- Deutliches Stridorgeräusch (v. a. inspiratorisch).
- Zunahme der Knochenmasse der Kiefer ⇨ Auseinanderweichen der Zähne, das besonders im Bereich der Schneidezähne deutlich wird.
- Insgesamt erscheint der Kopf-Hals-Bereich unförmig und plump („grob").
- Auch der Rumpf kann davon betroffen sein.
- Die Gliedmaßen sind ebenfalls verdickt (infolge Vermehrung sowohl der Knochenmasse als auch der Weichteilgewebe).
- Bei der Katze (Ursache in der Regel ein Hypophysentumor) werden Gewichtszunahme, Diabetes mellitus, hypertrophe Kardiomyopathie, Organomegalie und Arthropathien beobachtet (Peterson und Gamble, 1990).

- Evtl. Hypertonie.
- Erste Symptome meist die des Diabetes mellitus.

Diagnose
- Klinisches Bild in Verbindung mit Röntgenaufnahmen der Gliedmaßen und des Kopfes, wobei die Massenvermehrung der Knochensubstanz und der Weichteile auffällt.
- Diagnostik des Diabetes mellitus (Blutglukose, besonders bei der Katze Fructosamin).
- Gesichert werden kann die Diagnose durch Bestimmung von STH, das im Falle der Akromegalie beim Hund auf über 50 ng/ml und bei der Katze auf über 25 ng/ml ansteigt; allerdings ist nur die Steigerung beweisend.
- Durch Computertomographie kann die vergrößerte Hypophyse dargestellt werden.
- Blutdruckmessung.

Therapie
A) Akromegalie:
Zur Therapie wird bei Hündinnen mit iatrogenem, durch Progesteron ausgelöstem Hypersomatotropismus die Medikation beendet. Bei spontanem Hyperöstrogenismus wird so rasch wie möglich die Ovariektomie durchgeführt. Bei Hypophysenadenomen, die bei der Katze die häufigste und beim Hund selten die Ursache des Hypersomatotropismus sind, ist die Therapie schwierig. Hier kommt die chirurgische Hypophysektomie oder die Bestrahlung in Frage.
B) Hypertonie:
Gewichtsreduktion (Adipositas) (s. a. Anhang), ACE-Hemmer.

Diabetes mellitus

Grundsätzlich können primärer (Typ I und II) und sekundärer Diabetes mellitus unterschieden werden, wobei der sekundäre Diabetes mellitus auf eine andere Grundkrankheit zurückzuführen ist. Beim Menschen kommt sowohl bei Typ I als auch bei Typ II eine Blutdrucksteigerung zustande (Brenner und Anderson, 1990). Auch beim Tier sind Hypertonien häufig. Sie entwickeln sich mit Fortschreiten der Krankheit und können, müssen aber nicht im frühen Stadium bereits vorhanden sein, wohingegen im fortgeschrittenen Stadium die Präsenz bei mindestens 46% (jeder zweite!) liegt (Carr, 2000; Struble et al., 1998).

Mögliche Ursachen der Blutdruckveränderungen
- Infolge des Insulinmangels und des Flüssigkeitsverlustes wird eine verstärkte Sekretion von Katecholaminen beobachtet, die den Blutdruck ansteigen lassen.
- Die Hypovolämie und der Natriumverlust sowie die Viskositätssteigerung führen außerdem zu einem sekundären Hyperaldosteronismus, der wiederum zu Hypertonie führt.
- Insbesondere infolge einer Nephropathie, wie sie bei Diabetes mellitus nicht selten vorkommt, muß mit Bluthochdruck gerechnet werden.
- Veränderungen der Gefäßwand (mikroangiopathische Störungen) mit nachfolgender Proteinurie (Kirsch und Reusch, 1993) können ebenfalls zur Hypertonie führen.

Diastolische und gemischte Hypertonien treten häufiger auf als rein systolische Hypertonien
Struble et al. (1998) fanden bei nur 12 von 50 Hunden eine systolische Blutdruckerhöhung über 160, aber bei 21 eine diastolische über 100 mmHg.

Folgen der diabetogenen Veränderungen in Zusammenhang mit der entstehenden Hypertonie:
- Mikroangiopathie;
- Glomerulopathie ⇨ Nephropathie;
- Retinopathie.

Für eine generalisierte diabetogene Mikroangiopathie spricht eine oft gleichzeitig auftretende Retinopathie in Zusammenhang mit der Glomerulopathie.
Insgesamt wird diskutiert, ob der Diabetes mellitus die primäre Ursache der Hypertonie sei, die dann zur Niereninsuffizienz führe, oder aber ob die diabetische Mikroangiopathie zur Niereninsuffizienz und dann zur Hypertonie führt (Sowers und Zemel, 1990; Brenner und Anderson, 1990). Auch beim Hund ist die Reihenfolge der Ursachen nicht sicher geklärt (Feldman und Nelson, 1987).

Pathophysiologie des Diabetes mellitus
Primärer Diabetes mellitus:
- Typ-I- oder insulinabhängiger Diabetes mellitus (Insulin-dependent diabetes mellitus, IDDM);
- Typ-II- oder insulinunabhängiger Diabetes mellitus (Non-insulin-dependent diabetes mellitus, NIDDM).

Sekundärer Diabetes mellitus – Primärursachen:
- iatrogener Hyperadrenokortizismus;
- spontaner Hyperadrenokortizismus;
- Progesteroneinfluß im Diöstrus der Hündin;
- iatrogener Hyperprogesteronismus;
- spontaner Hypersomatotropismus;
- iatrogener Hypersomatotropismus.

Cave: Bei der Katze kommt sehr häufig eine transiente Hyperglykämie (Streßhyperglykämie) durch Streßzustände vor (kein Diabetes).

Häufig werden bei Diabetes mellitus Sekundärkrankheiten gesehen:
- diabetische Katarakt (v. a. Hund);
- Hornhautulzera;
- Stomatitiden;
- Nephropathien (Proteinurie als Ausdruck einer diabetischen Nephropathie [Kirsch und Reusch, 1993]);
- asymptomatische Bakteriurie bis zu klinisch manifesten bakteriellen Zystitiden (Kirsch, 1998).

Begünstigt werden die Sekundärkrankheiten durch diabetische Störungen der Neutrophilenfunktion, der zellulären und humoralen Immunreaktion sowie durch eine diabetische Mikroangiopathie.

Klinische Befunde
- Hypertonie;
- Polydipsie und Polyurie;
- in manchen Fällen Polyphagie.
- Beim Hund – am weitaus meisten sind Hündinnen betroffen – beginnt die Krankheit in der Regel während des Diöstrus, also in der Zeit der stärksten Progesteronsekretion. Vorberichtlich ist dann zu erheben, daß die Hündin vor kurzer Zeit läufig gewesen sei.
- Bei der Katze ist das Geschlechtsverhältnis ausgeglichen. Bei dieser Tierart sind oft adipöse Tiere betroffen.

Diabetisches Koma siehe Kapitel 3.

Diagnose
Die Verdachtsdiagnose aufgrund der Symptomatik wird an Hand der Blutglukosebestimmung verifiziert. Während jedoch beim Hund die Erhöhung der Blutglukose recht typisch ist, versagt diese Methode bei der Katze in den meisten Fällen, da bei dieser Tierart eine „Streßhyperglykämie" die Regel ist. Bei der Katze, in fraglichen Fällen auch beim Hund, sollte daher immer auch Serum-Fructosamin, das bei Diabetes mellitus über 370 (Hund) bzw. über 340 µmol/dl (Katze) erhöht ist und eine hohe Spezifität aufweist, gemessen werden.

Therapie
A) Diabetes mellitus:
Die Therapie mit oralen Antidiabetika ist nur erfolgreich, wenn noch funktionsfähige β-Zellen vorhanden sind; Glipizid, 0,25 – 0,5 mg/kg (2,5 – 5 mg/Katze), zweimal täglich, oder Gliclazid in derselben Dosierung.

Die Behandlung mit Insulin erfordert eine exakte Einstellung und die richtige Wahl des Insulins. Man unterscheidet Alt-Insulin ohne Depoteffekt, Intermediärinsuline und Depot-Insuline (Lente- und Ultralente-Insuline). Zur Indikation und exakten Einstellung sei auf die Lehrbücher der Inneren Medizin verwiesen. Fütterung und Futterzusammensetzung können entscheidend unterstützen (s. Anhang).

B) Hypertonie:
Eine besondere Behandlung der Hypertonie ist nicht erforderlich, sofern keine hypertoniebedingten Endorganschäden vorliegen und der Blutdruck im Verlauf der Therapie des Diabetes mellitus annähernd normale Werte erreicht.

Ist dies nicht der Fall, so sollte – gerade auch bei gleichzeitiger Niereninsuffizienz – eine Behandlung mit ACE-Hemmern durchgeführt werden, wobei mit der Viertel- bis halben Dosis begonnen und sowohl der Blutdruck als auch die Nierenfunktion zunächst engmaschig (alle fünf bis acht Tage Messung von Serum-Kreatinin) kontrolliert werden.

Dosiserhöhung der ACE-Hemmer bis zur empfohlenen Dosis und evtl. (s. S. 47) höher in Abhängigkeit von:
- Entwicklung des Blutdrucks;
- klinischem Bild;
- Entwicklung der Nierenfunktion.

Uehara et al. (1994) fanden, daß ACE-Hemmer mit einer Sulfhydrylgruppe (Captopril) zu einer Verbesserung der Insulinsensitivität führen, während dies ohne eine solche Gruppe (z. B. Enalapril oder Delapril) nicht oder kaum der Fall ist. Jedoch sind ACE-Hemmer ohne Sulfhydrylgruppe verträglicher.

Hyperadrenokortizismus

Die Hypertonie tritt beim Menschen mit Hyperadrenokortizismus in bis zu 84% der Fälle auf (Hamet, 1983). Sie ist jedoch überwiegend mild (Schulte, 1994). Auch beim Hund wurden Hypertonien mit einer Häufigkeit zwischen 59% und 82% festgestellt (Scott, 1979; Kallet und Cowgill, 1982). In der Regel handelt es sich um eher milde bis mittelschwere Hypertonien.

Mögliche Ursachen der Blutdruckveränderungen
- Primär vermehrte Bildung von Angiotensinogen unter dem Einfluß von Renin und Kortisol ⇨ Angiotensinogen wird zu Angiotensin I und schließlich zu Angiotensin II, dem blutdrucksteigernden Hormon, umgewandelt.
- Retention von Natrium und Wasser ⇨ Volumenerhöhung und damit Hypertension.
- Kortikosteroide steigern die Wirksamkeit von Katecholaminen ⇨ der Blutdruck steigt.
- Vasodilatatorisch wirksame Prostaglandine werden vermindert sezerniert ⇨ keine Vasodilatation.
- Vermehrte Freisetzung von Mineralokortikoiden, die jedoch nicht der Zona glomerulosa entstammen sollen (Melby, 1989).

Pathophysiologie des Hyperadrenokortizismus
Dem Überangebot an Kortikosteroiden können hauptsächlich drei Ursachen zugrunde liegen:
1. Hypophysärer Hyperadrenokortizismus (M. Cushing, Cushing's disease, hypophysenabhängiger H.) mit vermehrter Sekretion von ACTH durch adrenokortikale Hyperplasie, Adenom oder – sehr selten – Adenokarzinom der Hypophyse mit nachfolgender Hyperplasie beider Nebennierenrinden.
2. Adrenaler Hyperadrenokortizismus (Cushing-Syndrom, nebennierenabhängiger H.) durch autonomes kortikosteroidproduzierendes, meist einseitiges Nebennierenadenom oder -adenokarzinom.
3. Iatrogener Hyperadrenokortizismus: durch längere Zeit in hoher Dosis verabreichte Kortikosteroide ausgelöst.

Die Hypothalamus-Hypophysenvorderlappen-Nebennierenrinden-Achse und die Sekretion von CRH, ACTH und Kortikosteroiden sind einem Regelkreis unterworfen, der durch eine negative Rückkoppelung reguliert wird. Eine ständig vermehrte Sekretion von ACTH infolge eines Hypophysenadenoms führt schließlich zur Hypertrophie und Hyperplasie der NNR, die vermehrt Kortisol sezerniert. Sowohl durch Steigerung des natürlichen Kortisols – etwa durch ein Nebennierenrindenadenom – als auch durch Kortikosteroidbehandlung wird eine verminderte Sekretion von ACTH und CRH ausgelöst.

Klinische Befunde
- Hypertonie;
- Polydipsie, Polyurie;
- Polyphagie;
- Adipositas als Stammfettsucht mit Bauchmuskelschwäche;
- Vergrößerung innerer Organe (Hepatomegalie);
- Alopezie: schütteres Haar an den Seiten des Rumpfes bis zur absoluten Haarlosigkeit des Rumpfes, des Halses, des Schwanzes und der proximalen Gliedmaßenanteile;
- Haut-, Haarfollikel-, Hautdrüsenatrophie, sekundäre Pyodermie, Komedonen, selten Hyperpigmentation, Calcinosis cutis (weniger als 10 %);
- häufig Atembeschwerden durch Adipositas, Schwäche der Atemmuskeln, Zwerchfellhochstand infolge der Vergrößerung der Baucheingeweide, verminderte Elastizität der Atemwege durch Kalkeinlagerung;
- sekundärer Diabetes mellitus;
- Hodenatrophie, weibliche Tiere werden nicht läufig;
- Thrombozytose, Hämostasestörungen und Thrombosen (Burns et al., 1981), Immunsuppression.

Diagnose
- Kortisol-Basiswert, gefolgt vom ACTH-Stimulationstest. Zuverlässigere Ergebnisse bringt der Low-Dose-Dexamethason-Suppressions-Test (LDDS-Test). Der High-Dose-Dexamethason-Suppressions-Test (HDDS-Test) dient der Differenzierung autonomer NNR-Tumoren vom hypophysären Hyperkortisolismus.
- Die Bestimmung der 24-Stunden-Urin-Kortikosteroide (beim Hund problematisch).
- Die Bestimmung des Urin-Kortisol-Kreatinin-Verhältnisses oder Kortikosteroid-Kreatinin-Verhältnisses im Urin (UC/C) (Rijnberk et al., 1988). Allerdings sind diese Werte störanfällig (Soffner und Reusch, 1996).
- Bestimmung von Serum-ACTH.
- Alkalische Phosphatase (AP)/65°C: Beim Hund wird unter Einfluß von Kortikosteroiden ein AP-Isoenzym induziert, das hitzestabil und bei Hyperadrenokortizismus deutlich bis stark erhöht ist (Teske et al., 1989).
- Mit Ultraschalluntersuchung lassen sich die Nebennieren darstellen und messen. Hörauf und Reusch (1995) geben die Größe der gesunden linken Nebenniere mit 13,2 bis 26,3 mal 3,0 bis 5,2 mm, die der rechten mit 12,4 bis 22,6 mal 3,1 bis 6,00 mm an.
- Computertomographische Darstellung von Hypophysenadenomen.

Therapie

A) Hyperadrenokortizismus:
- Chirurgische Therapie: bei adrenalem Hyperadrenokortizismus durch Entfernung der erkrankten Nebenniere, beim hypophysären Cushing-Syndrom durch Exstirpation der Hypophyse.
- Medikamentöse Therapie: mit o,p'-DDD (Mitotane, Lysodren®). Das Therapieprotokoll ist nicht einheitlich, siehe hierzu Fachbücher der Inneren Medizin. Ketokonazol (Nizoral®) ist weniger toxisch als Mitotane und hat einen geringeren Effekt auf die Mineralokortikoidsekretion. Es wird angewandt, wenn Mitotane nicht vertragen wird, führt allerdings häufiger zu Therapieversagen.

Reusch (2000) berichtet über gute Erfolge mit Modrenal. Hunde unter 5 kg KM: 30 mg, 6 bis 20 kg KM: 60 mg, > 20 kg KM: 120 mg.

Dagegen konnte Selegilinhydrochlorid (Deprenyl) die hochgesteckten Erwartungen nicht erfüllen (Reusch et al., 1999).

B) Hypertonie:
Bei erfolgreicher Therapie des Hyperadrenokortizismus lassen sich sowohl der Blutdruck als auch die Proteinurie günstig beeinflussen. Die Hypertension verschwindet mit der Normalisierung der Nebennierenfunktion. Ggf. mittelschwere, in jedem Fall schwere Hypertonie bis zur Normalisierung der Nierenfunktion parallel therapieren (Blutdruckkontrolle). Henik (1997) empfiehlt die Behandlung der Hypertonie, wenn sie beim Hund 180/100 und bei der Katze 170/100 mmHg überschreitet.

Therapeutika: ACE-Hemmer, v. a. bei der Katze auch Amlodipin.

Hyperaldosteronismus

Der Hyperaldosteronismus stellt eine verstärkte Sekretion von Mineralokortikoiden dar, die in der Zona glomerulosa der Nebennierenrinde stattfindet. Er kann in primäre und sekundäre Formen unterschieden werden. Während beim primären Hyperaldosteronismus oder Conn-Syndrom die Nebennierenrinde selbst adenomatös erkrankt ist und vermehrt Aldosteron sezerniert, wird beim sekundären H. die Aldosteronsekretion durch vermehrtes ACTH oder Angiotensin II, ferner durch Natriumentzug oder Hyperkaliämie angeregt.

Mögliche Ursachen der Blutdruckveränderungen

Primärer Hyperaldosteronismus:
- Natrium- und Wasserretention ⇨ Volumenvergrößerung ⇨ Blutdruck ↑.
Aber: Vermehrte Kaliumausscheidung ⇨ Hypokaliämie und Hypokalie. Die Hypokaliämie hemmt die Aktivität des Antidiuretischen Hormons (ADH), eine sehr ausgeprägte Hypokaliämie auch die Barorezeptoren. Der primäre Hyperaldosteronismus hemmt außerdem das Reninsystem ⇨ wirkt Hypertonie entgegen.

Sekundärer Hyperaldosteronismus:
- Hypertonie tritt dann auf, wenn ihm eine Nierenkrankheit zugrunde liegt (renaler Hyperaldosteronismus):
- Hohe Renin- und Angiotensinkonzentration ⇨ Volumenerhöhung + Vasokonstriktion ⇨ Hypertonie.

Keine Hypertonie wird dagegen beobachtet bei kardialen, hepatischen oder hypalbuminämischen Ödemen, bei denen ein reninstimulierter Hyperaldosteronismus auftritt.

Klinische Befunde
Beim Hund sind die Beobachtungen des primären Hyperaldosteronismus äußerst spärlich. Feldman (1995) berichtet über drei Hunde, die zeitweise Schwäche zeigten. Alle drei wiesen eine Hypokaliämie unter 3,0 mmol/l auf, und zwei hatten Serum-Aldosteronwerte über 3000 pmol/l. In einem Fall wurde ein Nebennierenrindenadenom, in zwei Fällen ein Nebennierenrindenkarzinom festgestellt. Über Hypertonie wird nicht berichtet. Dagegen stellten Flood et al. (1999) bei zwei Katzen eine Hypertonie fest, ferner deutlich erhöhtes Serum-Aldosteron, niedrig-normales Plasma-Renin und Hypokaliämie.

Diagnose
An primären Hyperaldosteronismus muß man denken
- bei Hypokaliämie ohne andere Ursache (enterale Verluste durch Erbrechen, Durchfall, Laxanzien, renale Verluste durch Polyurie, Hyperadrenokortizismus, Leberzirrhose);
- wenn eine Kaliumsubstitution nicht lange anhält.
Die Bestimmung eines hohen Aldosteronwerts ist beweisend.

Beim Menschen gilt ein gleichzeitig niedriger Reninspiegel als beweisend für den primären Hyperaldosteronismus, während ein hoher Reninspiegel für einen sekundären Hyperaldosteronismus spricht.

Therapie
A) Hyperaldosteronismus:
- Bei primärem Hyperaldosteronismus erfolgt die chirurgische Entfernung der betroffenen Nebenniere. Behandlung beim Menschen auch mit Spironolacton.
- Bei sekundärem Hyperaldosteronismus steht die Behandlung der Grundkrankheit im Vordergrund.

B) Hypertonie:
Über eine spezielle Behandlung der Hypertonie bei sekundärem Hyperaldosteronismus gibt es in der Tiermedizin keine Erfahrung. Aufgrund des hohen Reninspiegels scheinen jedoch die ACE-Hemmer am erfolgversprechendsten.

Phäochromozytom
Es handelt sich um einen Tumor des sympathischen Nervensystems, wozu im weiteren Sinn auch das Nebennierenmark (NNM) zu rechnen ist. Tumoren der chromaffinen Zellen können Adrenalin und/oder Noradrenalin, z. T. auch Dopamin sezernieren. Die meisten Tumoren der chromaffinen Zellen kommen im NNM vor.

Mögliche Ursachen von Blutdruckveränderungen
Episodische oder auch permanente Sekretion von v. a. Katecholaminen. Dabei können

extrem hohe Blutdruckwerte erreicht werden. Die Hypertonie kann entsprechend episodisch oder permanent auftreten.

Die Wirkung der Katecholamine auf den Blutdruck umfaßt
- die Aktivierung der α-Rezeptoren ⇨ Gefäßkonstriktion mit Hypertension;
- die Aktivierung der β-Rezeptoren ⇨ Tachykardie und somit Hypertension;
- Wirkungen auf das Hormonsystem: Insulin und Aldosteron werden gehemmt, alle übrigen Hormone vermehrt sezerniert, auch Renin ⇨ RAS-Aktivierung ⇨ Volumen und Druck ↑ ⇨ der Blutdruck steigt!

Die Krankheit tritt vorwiegend, wenn auch insgesamt nicht häufig, bei älteren Hunden, sehr selten bei Katzen auf.

Klinische Befunde
A) Symptome werden ausgelöst durch die hormonelle Wirkung.
Die hormonelle Wirkung wird besonders auffällig durch die episodische Hypertension und damit einhergehenden Symptomen:
- Unruhe, besonders nachts.
- Hecheln bis zur Dyspnoe (die oft in der Nacht auftritt).
- Die Kreislaufsymptome können sich bis zur hypertensiven Krise mit Kreislaufschock, hochgradiger Tachykardie bis zum Vorhof- und schließlich Kammerflimmern und kardiogenem Lungenödem steigern.
- Polydipsie und Polyurie gehören häufig ebenso zum Krankheitsbild.
- Plötzliche Blindheit kann infolge einer Netzhautablösung (Hypertonie) hervorgerufen werden.

B) Ausgelöst durch Tumorwachstum:
Infiltration des Tumors in die Vena cava ⇨ zunehmende Verengung des Lumens und Rückstau in das Splanchnikusgebiet und damit:
- Verdauungsstörungen;
- Durchfall;
- Anorexie;
- Erbrechen;
- Abmagerung;
- Aszites;
- zunehmende Schwäche der Hintergliedmaßen;
- Ödeme der Hintergliedmaßen.

Diagnose
Die Diagnose ist nicht leicht zu stellen, da die Hypertonie meist episodisch verläuft und die Patienten beim Vorstellen in der tierärztlichen Praxis häufig unauffällig sind.

⇨ Wiederholte Blutdruckmessungen an verschiedenen Tagen, am besten wenn Kreislaufsymptome auftreten.

Erhöhung systolisch oft weit über 160 mmHg. In zwei eigenen Fällen konnten Werte über 220 mmHg gemessen werden. Auch diastolisch z. T. schwere Hypertonie.

Von Dehn et al. (1995) fanden bei sechs Hunden eine Kombination von Phäochromozytom und Hyperadrenokortizismus; bei drei Hunden konnte zum Meßzeitpunkt eine Hypertonie festgestellt werden.

In der *Röntgen-* oder der *Ultraschalluntersuchung* lassen sich die Tumoren nur schwer erkennen, da Phäochromozytome bisweilen sehr klein sind. Erst wenn die Tumoren erheblich gewachsen sind oder gar in die V. cava eingebrochen sind, lassen sie sich mit bildgebenden Verfahren relativ einfach darstellen.

Labordiagnostisch können die Katecholamine und ihre Stoffwechselprodukte im 24-Stunden-Urin bestimmt werden. Oft werden beim Phäochromozytom Anämie, Leukozytose mit Neutrophilie und Lymphozytopenie, Hyperfibrinogenämie, Hyperenzymämie der Alkalischen Phosphatase und der Alaninaminotransferase, ferner Hypalbuminämie festgestellt.

Therapie
A) Im Vordergrund der Therapie steht zunächst der Bluthochdruck:
- Phenoxibenzamin (α-Rezeptorenblocker)
- oder Propranolol (β-Blocker)

(s. Kap. 5).

B) Therapie des Tumors:
- Die Bestrahlung des Tumors ist möglich.
- Die chirurgische Entfernung ist die beste Methode einer möglicherweise dauerhaften Behandlung. Sie ist allerdings technisch schwierig.

Nahezu unmöglich wird die chirurgische Entfernung, wenn bereits Einbrüche in die Vena cava vorliegen, und aussichtslos, wenn Metastasierungen etwa in die Leber stattgefunden haben.

Hyperthyreose

Während beim Hund die Hyperthyreose selten vorkommt, wird sie im letzten Jahrzehnt bei der Katze auch in Europa häufig diagnostiziert, in den USA bereits seit über zwei Jahrzehnten. Blutdruckveränderungen sind häufig. So beschreiben Kobayashi et al. bereits 1990 Hypertonien bei 87 % der diagnostizierten Katzen.

Mögliche Ursachen für Blutdruckveränderungen
Kardiovaskuläre Störungen:
- Direkte Einwirkung der Schilddrüsenhormone auf die Herzmuskelzellen
  ⇨ Hypertrophie mit der Folge der positiv inotropen und chronotropen Wirkung
  ⇨ der Blutdruck steigt.
  (Ursache der Hypertrophie vermutlich Aktivierung der Proteinsynthese nach Ankoppelung von freiem Trijodthyronin an die Rezeptoren von Zellkern und Mitochondrien in den Myokardzellen).
- Beeinflussung des adrenergen Systems
  (direkte Beeinflussung dieses Systems oder eine Vermehrung und Aktivierung der β-Rezeptoren unter Schilddrüsenhormoneinfluß).

Einwirkung auf das periphere Kreislaufsystem über das sympathische Nervensystem. (Wenn hierbei auch noch einige Fragen offen sind, so kann doch als gesichert gelten, daß unter dem Einfluß von Schilddrüsenhormonen eine Verstärkung des sympathoadrenergen Systems eintritt).
- Hinzu kommen besondere Anforderungen an das Herz-Kreislauf-System infolge des erhöhten Bedarfs an Sauerstoff als Konsequenz aus dem gesteigerten Stoffwechsel ⇨ Herzminutenvolumen steigt. Bei der infolge der Hyperthyreose nicht selten vorkommenden chronischen Niereninsuffizienz kann der Blutdruck ebenfalls im Sinne einer Hypertonie beeinflußt werden.

> **Der Blutdruck steigt als Folge der Hypervolämie, des erhöhten Herzzeitvolumens und der Gefäßkonstriktion unter dem Einfluß des sympathoadrenergen Systems.**

Die Hypertonie
- beeinträchtigt eine bereits bestehende Herzinsuffizienz und führt zur Hypertrophie des linken Ventrikels;
- kann eine Retinopathie auslösen;
- kann besonders die Progression einer bereits klinisch inapparenten chronischen Niereninsuffizienz beschleunigen und sie vermutlich auch direkt auslösen.

Pathophysiologie der Hyperthyreose
- Bei Hund und Katze wird als Ursache fast ausschließlich das autonom hormonproduzierende Schilddrüsenadenom, selten das Adenokarzinom beobachtet.
- Es erkranken besonders ältere Katzen ohne Rassen- und Geschlechtsprädisposition (Mooney, 1990; Büchler und Kraft, 1998).
- Besondere Probleme der Hyperthyreose bei der Katze stellen einerseits chronische Niereninsuffizienzen, andererseits kardiovaskuläre Störungen dar (Kobayashi et al., 1990; Kienle et al., 1994).

Die Hyperthyreose hat einen allgemein gesteigerten Stoffwechsel mit Erhöhung des Grundumsatzes und des Sauerstoffverbrauchs zur Folge. Durch den gesteigerten Energiemetabolismus und auch die direkte Wirkung der Schilddrüsenhormone auf die Körperzellen begründet sich die Vielzahl der Symptome.

Klinische Befunde
Sie treten mit unterschiedlicher Häufigkeit auf; keineswegs müssen sie alle auf einmal vorhanden sein, weshalb möglicherweise oft nicht an die Krankheit gedacht und sie deshalb nicht diagnostiziert wird. Bei unklarem Krankheitsbild älterer Katzen (über sechs, besonders aber über acht Jahre) sollte immer auch an die Hyperthyreose gedacht werden!

- Hypertonie;
- ständige Bewegung und Unruhe, rasche Ermüdung;

- Tachykardie, Herzhypertrophie und Arrhythmie, verstärkte Kontraktilität, erhöhtes Herzzeitvolumen, Herzgeräusche;
- Retinopathie;
- Niereninsuffizienz mit Azotämie, Polydipsie und Polyurie;
- meist vermehrte Futteraufnahme, trotzdem Gewichtsverlust bis zur Abmagerung, Störungen der Magen-Darm-Funktion mit Erbrechen und Durchfall;
- Steigerung des Knochenmetabolismus, katabole Wirkung auf die Knochensubstanz;
- erhöhter Leberstoffwechsel;
- vermehrte Erythropoetinsekretion mit meist geringgradiger Polyglobulie;
- Leukozytose mit Neutrophilie;
- gesteigerte Aktivität der Alkalischen Phosphatase.

Herz- und Niereninsuffizienz sowie Hypokaliämie können einige Symptome der Hyperthyreose „umkehren"; so können derart multimorbide Katzen Apathie, allgemeine körperliche Schwäche und Futterverweigerung entwickeln.

Diagnose

Zur Diagnose sind klinische Untersuchung (einschließlich Schilddrüsenpalpation) und Auswertung der Laborergebnisse gleichermaßen wichtig. Die Blutdruckmessung ist nicht nur diagnostischer Hinweis im Falle einer Hypertonie (milde bis schwere H.), sondern lenkt die Aufmerksamkeit auch auf die daraus resultierenden möglichen Folgen:
- EKG: Sinustachykardie, Highvoltage (erhöhte R-Zacke), oft Extrasystolen;
- Echokardiogramm: mäßige bis sehr ausgeprägte Herzhypertrophie;
- Niereninsuffizienz.

Ohne labordiagnostische Untersuchungen läßt sich eine Hyperthyreose nicht sicher nachweisen, allerdings können die Laborergebnisse im Einzelfall scheinbar „normal" sein (Frühstadium, fluktuierende Thyroxinwerte).
- Bestimmung von Gesamt-T_4 im Serum
  (bei der Katze < 4,0, beim Hund < 4,5 µg/dl [entspr. 51 bzw. 58 nmol/l]).
  Bei Ergebnissen unter diesen Werten ist eine „okkulte" Hyperthyreose nicht auszuschließen. In diesen Fällen soll die FT_4-Bestimmung sensitiver sein (Peterson und Gamble, 1990).
- TSH ist bisher nur beim Hund routinemäßig zu bestimmen. Allerdings wurde kürzlich von Puille et al. (2000) eine Methode mitgeteilt, mit der auch bei Katzen eine TSH-Bestimmung möglich sei.
- In unklaren Fällen kann der T_3-Suppressionstest durchgeführt werden.
- Die Szintigraphie ermöglicht die Darstellung speichernden Gewebes und kann Aufschluß über eine hyperthyreote Schilddrüse geben.
- Mit der Ultraschalluntersuchung können ebenfalls die Größe der Schilddrüsen sowie ihre Struktur ermittelt werden.

Therapie
1) Hyperthyreose:
Die Behandlung kann chirurgisch, durch Radiojodinjektion und medikamentös erfolgen.
- Die chirurgische Exstirpation bietet sich immer dann an, wenn nur ein Schilddrüsenlobus betroffen ist. Sie hat den Vorteil, daß insbesondere bei Malignomen, aber auch bei gutartigen Adenomen eine vollständige Heilung der Hyperthyreose erwartet werden kann, wenn keine Metastasen vorhanden oder ektopisches Schilddrüsengewebe entartet sind.
- Die Radiojodinjektion ist in Deutschland beim Tier nur mit Sondergenehmigung erlaubt.
- Die medikamentöse Therapie mit Thyreostatika kann erfolgen mit Thiamazol (Methimazol), 5 mg/Katze p. o., zwei- bis dreimal täglich; oder – besser verträglich – Carbimazol, 5 mg/Katze p. o., ein- bis dreimal täglich. Propylthiouracil gilt heute als obsolet.
- Diät (s. Anhang).

2) Hypertonie:
- Infolge der Therapie der Hyperthyreose kommt es oft auch zur Senkung des Blutdrucks. V. a. bei gleichzeitiger Nephropathie kann die Hypertonie bestehen bleiben. Vor und nach Einleitung einer thyreostatischen Therapie soll immer die Nierenfunktion kontrolliert werden.
- Ebenfalls ist auf eine eventuelle Hypertonie mit Retinopathie und kardiovaskulären Komplikationen zu achten.

Bei schwerer Hypertonie und/oder bei zu langsamer Absenkung des Blutdrucks durch die kausale Therapie **muß die Hypertonie getrennt therapiert werden**. Mittel der Wahl: β-Blocker.

Dosierungsschema
- β-Blocker (Katze):
  - Propranolol (0,5 [bis 1,0] mg/kg KM dreimal täglich per os);
  - Atenolol (0,5 [bis 1,0] mg/kg einmal täglich per os) wirkt dagegen selektiv auf die Herzmuskulatur ⇨ im Falle der Hyperthyreose dem Propranolol unterlegen.
- ACE-Hemmer sind ebenfalls geeignet, müssen jedoch oft in ihrer Dosis angepaßt werden (Hund und Katze):
  - Benazepril (0,5 mg/kg KM zweimal täglich per os);
  - Enalapril (0,25 – 0,5 mg/kg KM ein- bis zweimal täglich per os);
  - Ramipril (0,125 – 0,375 mg/kg KM einmal täglich per os).
- Kalziumkanalblocker sind alternativ möglich:
  - Amlodipin (0,1 – 0,2 mg/kg einmal täglich per os oder 0,625 – 1,25 mg/Katze einmal täglich per os).

Auch zur Operationsvorbereitung bei Thyreoidektomie empfiehlt sich die achttägige Vorbereitung mit β-Blockern, wenn Hypertonie, Symptome einer Tachykardie oder Herzhypertrophie bestehen.

> **Begleitend zur Therapie ist eine kontinuierliche Blutdruck- und Nierenkontrolle wichtig.**

Hypothyreose
Die beim Menschen häufige, nach Hamet (1983) bei etwa 50% der Fälle von Hypothyreose auftretende Hypertonie scheint beim Tier selten zu sein; zumindest geht aus der Literatur und aus eigenen Beobachtungen nichts anderes hervor. Lediglich Gwin et al. (1978) berichten über einen Fall von hypothyreoter Hypertonie bei einem Hund. Über den Pathogenitätsmechanismus ist nichts Genaues bekannt. Vermutet wird ein Zusammenhang mit Arteriosklerose und Myxödem.

Hyperparathyreoidismus
Die Überfunktion der Nebenschilddrüse (Parathyreoidea) wird unterteilt in
- primären Hyperparathyreoidismus (autonomes Adenom, autonomes Adenokarzinom, Hyperplasie);
- sekundären Hyperparathyreoidismus (durch chronische Niereninsuffizienz, Kalziummangel in der Nahrung bei Jungtieren, Kalzium-Phosphat-Imbalanz in der Nahrung, Vitamin-D-Mangel, Kalzium-Resorptionsstörung) und
- tertiären Hyperparathyreoidismus (autonomes Adenom, aus dem sekundären Hyperparathyreoidismus durch „Verselbständigung" hervorgehend).

Neben dem primären spielt heute nur der renale sekundäre Hyperparathyreoidismus eine Rolle.

Mögliche Ursachen für Blutdruckveränderungen
Ob eine Hypertonie, wie beim Menschen beschrieben, auch beim Hund (und der Katze) auftritt, ist unbekannt. Auch beim Menschen ist dessen Ursache unklar. Möglicherweise führt die Hyperkalzämie zu einer verstärkten Kontraktilität der Blutgefäße; auch über eine direkte Beeinflussung der Reninwirkung durch Parathormon oder Kalzium ist spekuliert worden.

Pathophysiologie
Beim primären Hyperparathyreoidismus wird durch das autonome Adenom/Adenokarzinom vermehrt Parathormon sezerniert.
⇨ Mobilisierung von Kalzium aus dem Skelettsystem und damit Hyperkalzämie. Es entsteht eine Osteofibrose.
⇨ In der Niere sorgt das Parathormon für eine stärkere Rückresorption von Kalzium, während Natrium, Kalium, Bikarbonat und Aminosäuren vermehrt ausgeschieden werden. Es kann zur Nephrokalzinose kommen mit chronischer Niereninsuffizienz, Polyurie und Isosthenurie.

Klinische Befunde
Lange Zeit bleibt der primäre Hyperparathyreoidismus unentdeckt, da keine faßbaren klinischen Symptome bestehen. Später können generalisierte Muskelschwäche, Anorexie, Erbrechen und Obstipation auftreten, evtl. Hypertonie.

Diagnose
Diagnostiziert wird der primäre Hyperparathyreoidismus durch Feststellung von
- Hyperkalzämie, die jedoch keineswegs pathognomonisch ist;
- Serum-Phosphat unverändert oder erniedrigt;
- Alkalische Phosphatase unverändert oder erhöht;
- Ultraschall: Die vergrößerte Nebenschilddrüse selbst kann gut erkannt werden;
- durch Bestimmung von PTH im Serum kann die Diagnose gesichert werden (allerdings müssen auch dann andere Ursachen einer Hyperkalzämie ausgeschlossen werden. Dies sind Malignome [paraneoplastisches Syndrom], insbesondere Lymphome, Myelome, Perianaltumoren, Knochentumoren, Tumoren der Bauchhöhle, auch chronische Niereninsuffizienz in früheren Stadien, akute Niereninsuffizienz im polyurischen Stadium, Osteoporose, Hypoadrenokortizismus, Vitamin-D-Hypervitaminose).

Therapie
A) Hyperparathyreoidismus:
Die Behandlung des primären Hyperparathyreoidismus erfolgt durch chirurgische Exstirpation. Der Patient wird auf die Operation durch Infusion von 0,9%iger Kochsalzlösung, Schleifendiuretika (Furosemid, 1 bis 2 mg/kg KM) und evtl. Prednisolon, 2 mg/kg KM, vorbereitet.
B) Hypertonie:
Eine Behandlung ist nur bei schwerer Hypertonie oder bestehenden Endorganschäden zusätzlich nötig.

Sonstige
Fallberichte zu Hypertonien infolge von Gravidität und reninsezernierenden Tumoren scheinen bei Hund und Katze bisher nicht beschrieben zu sein. Nach Fox (2000) ist beim Hund wie beim Menschen ein erhöhter Blutdruck in Zusammenhang mit Adipositas festzustellen. Diese Form der Hypertonie kann durch Gewichtsreduktion beeinflußt werden (s. Anhang).

2.4 Welche Folgen hat die Hypertonie für den Organismus?

Die Hypertonie führt zu erhöhter Nachlast und damit hämodynamischen Auswirkungen auf das Herz, aber auch zur Schädigung von Arteriolen. Dies gefährdet vor allem stark vaskularisierte Organe. Autoregulatorische Vasokonstriktion soll das Kapillarbett dieser Organe vor dem hohen Druck schützen. Durch anhaltende Vasokonstriktion kommt es jedoch allmählich zu Ischämie, Infarzierung und Verlust der kapillären Endothelialfunktion, was Ödeme und Blutungen zur Folge hat.

Übersicht 2-2	Manifestation von Endorganschäden
Augen	hypertensive Retinopathie (Schlängelung der Retinagefäße, Perivaskulitis, Papillenödem, Retinablutungen, Netzhautödem, Netzhautablösung und Netzhautatrophie), Blutungen in die vordere Augenkammer ⇨ plötzliches Erblinden
Nieren	Glomeruläre Proliferation, Glomerulosklerose, chronische Niereninsuffizienz ⇨ Nierenversagen
Herz	Linksventrikuläre Hypertrophie (Highvoltage im EKG)
ZNS	Ödeme, Blutungen ⇨ Kopfschmerzen, Depression, Parese, Paralyse, Lautgeben, Schlaganfälle, epileptiforme Anfälle

(Bright, 2000; Littmann und Fox, 1999; Bartges et al., 1996)

2.4.1 Auswirkungen auf die Augen

Eines der am häufigsten beeinträchtigten und meist auch als erstes klinisch auffälligen Manifestationsorgane der Hypertonie ist das Auge. Insbesondere bei der Katze, aber auch beim Hund kann Bluthochdruck, unabhängig davon, ob dieser renal, kardial oder hormonell bedingt ist, zum Teil dramatische Augenveränderungen verursachen.

Folgende Diagnosen können dabei gestellt werden:
- intraokulare Einblutungen (Blutungen in die Iris, vordere Augenkammer, Glaskörper, retinale Blutungen);
- Netzhautödem, Abriß der Netzhaut von der Ora serrata, Netzhautdegeneration und Netzhautablösung;
- bei Hunden sind auch stärker geschlängelte und prall gefüllte Gefäße sowie Gefäße mit wechselndem Kaliber (Boxcar-Effekt) zu finden;
- aufgrund der Verklebungen der Iris nach Einblutungen oder der Verlegung des Kammerwinkels kann sich auch ein Sekundärglaukom entwickeln.

Pathophysiologisch sind für die Entstehung der verschiedenen okularen Veränderungen zwei Mechanismen zu nennen, die auch nebeneinander auftreten können und so ein gemischtes klinisches Bild verursachen:

1. Gefäßveränderungen in den retinalen Arteriolen:
Hoher Blutdruck verursacht initial eine Gefäßkonstriktion. Bei längerem Bestehen entwickeln sich Gefäßverschlüsse und Nekrosen der Gefäßwände. Dadurch kommt es zu einer Steigerung der Permeabilität bis zur Gefäßzerreißung. Aus dieser pathophysiologischen Kaskade entstehen Einblutungen, Netzhautödeme, Netzhautdegenerationen und -abrisse.

2. Gefäßveränderungen der chorioidalen Gefäße:
   Ähnliche Veränderungen können auch bei den chorioidalen Gefäßen stattfinden. Dabei wird Flüssigkeit in den subretinalen Raum gepreßt. Diese verursacht dann eine transsudative Netzhautablösung.

Klinische Symptome für hypertensiv bedingte okulare Erkrankungen sind:
- einseitige oder beidseitige Mydriasis;
- eingeschränkter Visus oder Blindheit;
- Hyphaema.

Bei der genauen ophthalmologischen Untersuchung werden dann die obengenannten Befunde auffällig. Eine schnelle internistische Abklärung solcher Fälle ist außerordentlich wichtig. Neben der sehr häufigen hypertensiven Ätiologie kommen auch infektiöse Ursachen in Betracht.

> Werden Patienten mit plötzlicher Blindheit und den obengenannten ophthalmologischen Befunden vorgestellt, ist in jedem Fall der Blutdruck zu messen (systolischer **und** diastolischer Druck!).

Die Therapie ist ausgelegt auf:
- schnelle Blutdrucksenkung (s. Kap. 5) und damit:
- Wiederanlegen der Netzhaut, was mittels Diuretika (Entfernen von subretinaler Flüssigkeit) und Kortison (Abdichtung der Gefäße) unterstützt werden kann (Differentialdiagnosen beachten).

Entscheidend für den Erfolg der Therapie ist der Faktor Zeit!
- Netzhaut ist das Gewebe mit höchstem Nähr- und Sauerstoffbedarf.
- Eine Unterbrechung der Versorgung der Netzhaut in Zusammenhang mit einer Netzhautablösung oder einer Gefäßdysfunktion kann nur eine kurze Zeit kompensiert werden. Danach stirbt die Netzhaut ab.
- Die Netzhautablösung ist auch nach längerer Zeit noch reversibel, allerdings ist eine lange abgelöste Retina häufig abgestorben und nicht mehr funktionstüchtig.

> **Nur eine schnelle Therapie und effektive Blutdrucksenkung kann den Visus retten!**

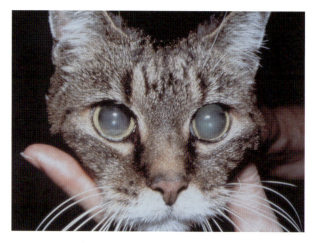

Abbildung 2-5 Beidseitige Mydriasis (Katze)

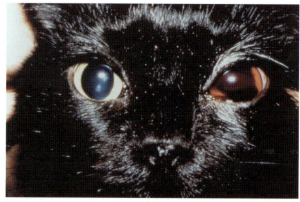

Abbildung 2-6 Hyphaema (Glaskörpereinblutung, Katze)

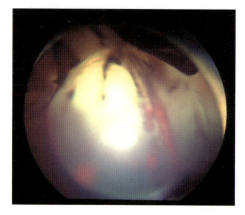

Abbildung 2-7 Hyphaema (Glaskörpereinblutung) (Katze)

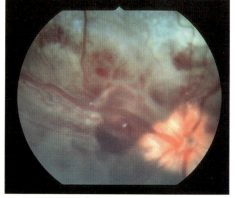

Abbildung 2-8 Retinaeinblutung (Hund)

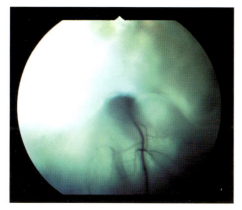 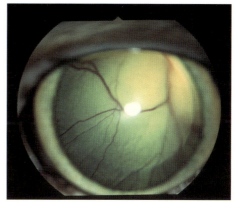

Abbildung 2-9 Netzhautabriß (Katze)

Abbildung 2-10 Totale Netzhautablösung (Katze)

2.4.2 Auswirkungen auf das Herz

Durch Erhöhung des peripheren Widerstandes (Nachlast) entsteht eine funktionelle Hypertrophie des linken Ventrikels (hypertensive Kardiomyopathie).

Zusammenfassung der diagnostischen Hinweise
EKG: Highvoltage (z. T. erheblich vergrößerte R-Zacken; s. Abb. 2-11), ventrikuläre und supraventrikuläre Extrasystolen, Überleitungsstörungen;

Auskultation: systolisches Herzgeräusch, Galopprhythmus (v. a. Katzen);

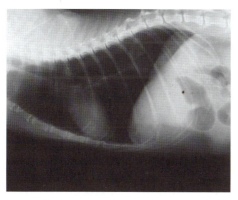

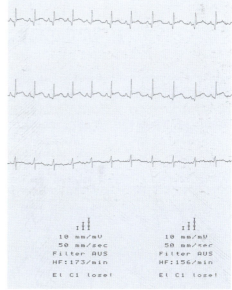

Abbildung 2-12 Röntgenaufnahme einer Katze mit funktioneller HKMP infolge einer Hypertonie

Abbildung 2-11 Highvoltage bei einer Katze

Röntgen: Kardiomegalie, Aorta ascendens dilatiert oder gedreht (v. a. Katzen; s. Abb. 2-12);

Ultraschall: Echokardiographisch kann entweder eine isolierte, exzentrische oder konzentrische Wandstärkenzunahme der linken Kammer bei i. d. R. unverändertem linken Vorhof beobachtet werden (Abb. 2-13). Hypertropher Ventrikel, normaler Vorhof, unvollständige Entspannung während der Diastole (gepulster Doppler: IVRT – Isovolumic relaxation time – verlängert)

⇨ Katzen: Gefahr der Thrombembolie
(Bright, 2000).

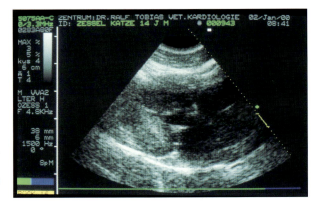

Abbildung 2-13 Hypertoniebedingte Hypertrophie des linken Ventrikels (Längsachsenschnitt mit stark hypertrophierter Kammermuskulatur [links im Bild])

Im Unterschied zur Humanmedizin sind in der Tiermedizin Arteriosklerose, Myokardinfarkt und die Entwicklung einer kongestiven Herzinsuffizienz allein in Folge der Hypertonie nicht beschrieben.

2.4.3 Auswirkungen auf die Nieren

V. a. bei bereits bestehender, auch präklinischer Niereninsuffizienz kann die systemische Hypertonie infolge einer Störung des autoregulativen Schutzmechanismus der Niere direkt auf die Glomerula wirken.
⇨ Weitstellung der afferenten Arteriolen;
⇨ Engstellung der efferenten Arteriolen;
⇨ intraglomerulärer Druckanstieg.

Vorteil:
Zunächst noch Aufrechterhaltung der globalen glomerulären Filtrationsrate (GFR) durch Steigerung der GFR in den noch intakten Nephronen (Single-Nephron GFR steigt).

Nachteile:
Lokale Freisetzung von Wachstumsfaktoren (TGF-β, PDGF, Angiotensin II etc.), die zur Glomerulosklerose und schließlich zum Untergang des gesamten Nephrons führen sowie chronische Aktivierung des RAS:

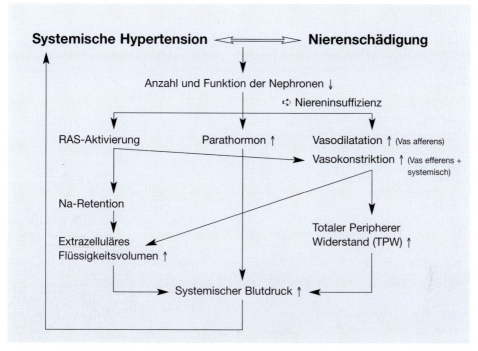

Abbildung 2-14 Zusammenhänge von Hypertonie und Nierenschädigung

- massive Konstriktion des Vas efferens bei verminderter Wirkung auf das Vas afferens ⇨ der intraglomeruläre Druck steigt;
- zusätzliche Produktion von Wachstumsfaktoren (Meyer, 1999).

Entstehung oder Progression der Niereninsuffizienz infolge
- **Glomerulosklerose,**
- **glomerulärer Hypertrophie, später Atrophie,**
- **interstitieller Fibrose,**
- **proliferativer Glomerulitits.**

(Cowgill und Kallet, 1986; Tenhündfeld et al., 2000)

2.4.4 Auswirkungen auf das ZNS

Chronische Hypertonie führt durch hyaline Degeneration der Arteriolenwände zu Hirnschädigungen (hypertensive Encephalopathie) (Cotard, 2000).

Hypertensive Encephalopathie kann sich in verschiedenen Ausprägungen äußern:
- zerebrale Ödeme;
- zerebrovaskuläre Blutungen.

Die Folgen können sich manifestieren in:
- Verhaltensänderungen;
- Synkopen, Konvulsionen;
- Depression;
- Kopfschmerzen (äußern sich in Bewegungsunlust, Apathie, red. Allgemeinbefinden, Lautgeben);
- neurologischen Ausfällen;
- plötzlichem Tod.

Plötzliche Todesfälle wurden v. a. bei Katzen mit chronischer Niereninsuffizienz beobachtet (Littmann, 1994; Ross, 1992).

2.5 Symptome der Hypertonie

Die Symptome, die auf eine Hypertonie hinweisen können, lassen sich einfach aus der Pathophysiologie und den zugrundeliegenden Krankheiten ableiten:

Ophthalmologische Hinweise
- plötzliches Erblinden;
- Mydriasis;
- Hyphaema;
- Glaukom;
- Netzhautveränderungen (s. Kap. 2.4.1).

ZNS-Symptome
- Depression, Apathie, Lautgeben (Kopfschmerzen);
- Synkopen, Konvulsionen;
- Neurologische Ausfälle.

Herz-Kreislauf
- Herzgeräusch/Gallopprhythmus (Katze!);
- EKG: Highvoltage, p und QRS-Veränderungen, Arrhythmien, Tachykardie;
- Linksventrikuläre Hypertrophie (Ultraschall); weite Aorta thoracica (Röntgen);
- Injizierte Gefäße;
- Epistaxis.

Unspezifische Symptome
- Lautgeben;
- Inappetenz;
- PU/PD;
- Haut- und Fellveränderungen;
- Fieber.

3 Ursachen und Folgen der Hypotonie

J. Henke, W. Erhardt, W. Kraft

3.1 Wann spricht man von Hypotonie?

Die Hypotonie ist ein pathologisches Absinken des Blutdrucks, die in letzter Konsequenz direkt den Tod des Tieres verursachen kann. In der Literatur gibt es vielfältige Angaben bezüglich der Grenzen zur Hypotonie, die von 80/40 bis 110/60 reichen. Je nachdem, ob ein Tier wach oder in Narkose beurteilt wird, sind etwas unterschiedliche Maßstäbe anzulegen.

Milde Hypotonie: < 100/60 wach, bzw. 90/60 in reiner Inhalationsanästhesie
Moderate Hypotonie: < 90/50 wach, bzw. 80/50 in reiner Inhalationsanästhesie
Schwere Hypotonie: < 70/50 wach, bzw. 60/40 in reiner Inhalationsanästhesie

Ab einer milden Hypotonie, die mit klinischen Erscheinungen einhergeht, sollte eine Therapie erwogen werden. Spätestens ab einer moderaten Hypotonie muß therapiert werden. Dabei steht die Ursachenbekämpfung im Vordergrund.

> Klinische Zeichen einer massiven Hypotonie sind:
> - KFZ verlängert (> 2 s);
> - kalte Akren;
> - verringerte oder fehlende Urinproduktion;
> - blasse und verwaschene (livide) Schleimhäute;
> - schwacher Puls.

3.2 Wie entsteht die Hypotonie?

Von zentraler Bedeutung ist die Hypovolämie:
- Extrazelluläre Flüssigkeitsdefizite können entstehen durch:
  unzureichende Wasseraufnahme, Durchfall, Erbrechen, Diurese.
  Wichtig: Eine Flüssigkeitszuführung sollte in jedem Fall gewährleistet sein, auch wenn kein wirklicher Flüssigkeitsmangel vorhanden ist.
- Vaskuläre Volumendefizite können entstehen durch:
  Vollblut- oder Serumverluste, Hypoproteinämie.
  Wichtig: Ursache abstellen, eine Infusionstherapie mit Kristalloiden, Kolloiden oder Transfusionen sollte eingeleitet werden.

Tabelle 3-1 Faktoren, die zur Hypotonie führen können

	HMV ↓	TPW ↓
HF ↓ durch	SV ↓ durch	durch
• Gabe von α_2-Agonisten • Gabe von Opiaten • Gabe von β-Blockern • Vagotonie • AV-Blöcke • WPW-Syndrom • Vorhofstillstand • Sick Sinus Syndrome	• Herzklappeninsuffizienz • Herztamponade • Bradykardie, Tachykardie, Arrhythmie • Verminderter venöser Rückfluß (durch Hypovolämie, Verschluß der Vena cava, positive Druckventilation, Magendrehung, Herzbeuteltamponade)	• Hypoxie • Hyperkapnie • Hyperthermie, Oberflächenerwärmung von hypothermen Patienten • Sepsis

Therapeutische Ansätze
- Zunächst sollte eine Flüssigkeitstherapie durchgeführt werden, um das vaskuläre Volumen wieder aufzufüllen.
- Zusätzlich können der Blutdruck unterstützt und das zirkulierende Blutvolumen durch α-Rezeptor-Agonisten erhöht werden.

Bei ausgeprägter und längerandauernder Blutdrucksenkung werden die Vitalorgane (Gehirn, Herz, Niere, Leber) unzureichend perfundiert; besonders Gehirn und Herzmuskulatur können schweren Schaden erleiden.

Jede fortschreitende Hypotonie führt zwangsläufig zum Schock.

3.3 Die Hypotonie als Leitsymptom des Schockgeschehens

Ursachen, Symptome, Diagnose, Therapien, Monitoring

Definition:
- Der Schock stellt hämodynamisch eine Störung von Makro- und Mikrozirkulation dar, was den Blutdruck initial deutlich erhöhen kann, dann aber signifikant senkt.
- Durch diese Störungen kommt es zu einer Gewebshypoxie wegen des Mißverhältnisses zwischen Sauerstoffverbrauch und Sauerstoffangebot.

Schock bedeutet immer, daß es zu einem Mißverhältnis zwischen zirkulierendem Blutvolumen und zur Verfügung stehendem Gefäßvolumen gekommen ist. Dies führt dazu, daß die O_2-Menge im Gewebe nicht ausreicht, um eine normale Zellatmung zu sichern. Dieser Zustand ist vergesellschaftet mit:

- zellulärer Hypoxie;
- verschlechtertem Immunstatus;
- reduzierter Magen-Darm-Funktion;
⇨ Bakteriämie mit Endotoxämie.

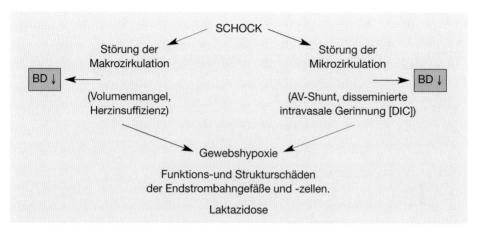

Abbildung 3-1 Ursachen und Folgen der Hypertonie beim Schock

Die Grundformen des Schocks sind prinzipiell ähnlich wegen der Uniformität der Reaktionsmöglichkeiten des Körpers. Aus diesem Grund wird das Schockgeschehen zunächst klinisch nach der auslösenden Noxe benannt.

Die wichtigsten Formen des Schocks sind:
- hypovolämischer Schock;
- kardiogener Schock;
- septischer Schock;
- anaphylaktoider Schock.

Mischformen der obengenannten stellen folgende Schockarten dar:
- neurogener Schock;
- traumatischer Schock;
- Verbrennungsschock;
- Endotoxinschock (ähnlich wie anaphylaktoider Schock).

3.3.1 Verlaufsformen des Schocks

Der Verlauf des Schocks ist grundsätzlich in drei Phasen einzuteilen:

> **Phase 1:** primäres Schockgeschehen, Spontanreaktion mit Blutdruckanstieg;
> **Phase 2:** protrahierter Schock, hypotensive Phase mit Blutdruckabfall;
> **Phase 3:** irreversibler Schock bis hin zu nicht mehr meßbarem Blutdruck.

Dazu muß beachtet werden, daß die Diagnose „Schock" meist in praxi klinisch erst erhoben wird, wenn die Phase 2, die protrahierte hypotensive Phase, bereits eingetreten ist.

Der **Schockindex** ist ein wichtiger Parameter in der Beurteilung der aktuellen Situation. Er kennzeichnet das **Verhältnis von Herzfrequenz (HF) und systolischer Blutdruck (BD):**

Bei Werten unter und um 0,5 besteht kein Schock (a), um 1,0 ein mäßiger Schock (b), und Werte über 1,5 deuten auf einen hochgradigen Schock (c) hin.

Bsp.: a) HF   70   BD   140   ⇨   70:140 = 1:2 = 0,5
       b) HF ↑: 100   BD ↓ :100   ⇨ 100:100 = 1:1 = 1,0
       c) HF ↑: 100   BD ↓↓ : 60   ⇨ 100: 60 = 5:3 = 1,66

3.3.1.1 Das primäre Schockgeschehen

Das primäre Schockgeschehen ist geprägt durch die rasche spontane Reaktion des Körpers auf plötzlich eintretende exogene oder endogene Insulte, wie z. B. Schmerz, Schreck, Angst, Blutung, mechanische oder elektrische Energie oder Toxine.

Symptomatik
- Die pathophysiologischen Reaktionen des Körpers laufen nach Einwirken des Insultes kaskadenförmig ab.
- Schlagartig werden über das Nebennierenmark (NNM) Katecholamine sezerniert, die sehr rasch sympathomimetisch zunächst zu Kreislaufreaktionen führen.
- Die initiale systemische **Blutdrucksteigerung (Hypertonie)** ist das Resultat aus mehreren **Einzelreaktionen** des Herz-Kreislauf-Systems:
  – Die Pressorezeptoren werden angeregt.
  – Die Herzfrequenz nimmt zu (Tachykardie) ⇨ HMV ↑ ⇨ BD ↑.
  – Die Herzmuskelkontraktilität steigt an ⇨ HMV ↑ ⇨ BD ↑.
  – Die venösen Blutspeicher (Milz, periphere Kapazitätsgefäße) werden aktiviert ⇨ Volumenerhöhung = Vorlasterhöhung ⇨ BD ↑.
  – Die periphere Vasokonstriktion läßt den systemischen Gefäßwiderstand ansteigen ⇨ TPW ↑ ⇨ BD ↑.
- Außer der Anregung des Kreislaufs wird auch der **Stoffwechsel gesteigert,** indem
  – die ATP-Synthese stimuliert und
  – die Glukoneogenese in Gang gesetzt werden.

Monitoring
Es ist von entscheidender Bedeutung, das Schockgeschehen schnell und frühzeitig zu erkennen und die Situation richtig einzuschätzen. Ein Monitoring ist gerade beim Schock wegen seiner Gefahr des letalen Ausgangs unverzichtbar. Vor allem die Symptome, die vom **Herz-Kreislauf-System** ausgehen, sind klinisch verhältnismäßig einfach visuell, palpatorisch, auskultatorisch und auch apparativ erfaßbar:
- Die **Blutdruckmessung** zeigt meist eine Hypertonie (SAD 140–180 mmHg, DAD 100–130 mmHg).

- Der **Puls** an großen Arterien ist anfangs meist kräftig, und die Pulsfrequenz (PF) steigt (beim Hund) auf 120–180 Schläge/min.
- Der **Schockindex**, die Verhältniszahl von Pulsfrequenz zu systolischem Blutdruck, liegt etwa bei 1,0 (Norm = 0,5).
- Die **Schleimhäute** sind blaßrosa.
- Die kapilläre Füllungszeit (**KFZ**) ist meist leicht verzögert.
- Das **Pulsoximeter** kann in diesem Stadium häufig nicht messen, da wegen der Vasokonstriktion in der peripheren Strombahn der Arteriolenpuls zu gering ist.

KFZ (⇧)   BD ⇧   HF ⇧

> Dieses primäre Schockgeschehen ist, wenn die Noxe nicht länger anhält, grundsätzlich auch ohne medikamentöses Eingreifen reversibel! Kontinuierliches Monitoring ist jedoch wichtig, um den Verlauf des Schockgeschehens ständig richtig beurteilen zu können.

3.3.1.2 Der verlängerte (protrahierte) Schock

Dieser ist geprägt vor allem durch eine **partielle Dekompensation des Herz-Kreislauf-Systems,** indem sich die periphere Vasokonstriktion in eine Vasodilatation umkehrt. Die Folge ist ein Versacken des Blutes in der Peripherie und ein kompensatorisches Bemühen des Herzens, durch Tachykardie den **Blutdruck** aufrechtzuerhalten. Dieser sinkt jedoch trotzdem auf Werte unter 80 mmHg. Je nach Schockursache kann das Stadium 2 schon nach wenigen Minuten (akute Blutung) oder auch erst nach Stunden oder sogar Tagen erreicht werden.

Symptomatik

Die pathophysiologischen Reaktionen laufen, nachdem die sympathomimetischen Aktivitäten das primäre Schockgeschehen nicht kompensieren konnten, weiterhin kaskadenförmig ab:
- Der **Blutdruck** nimmt jetzt ab.
- Die **Tachykardie** bleibt bestehen, aber ausgeprägte Vasodilatation ⇨ TPW ↓ ⇨ BD ↓.
- Der **Puls** an den großen Arterien wird fadenförmig und hüpfend.
- Hämodynamisch kommt es durch die einsetzende **Hypotonie** neben der Abnahme des Blutflusses in der Peripherie jetzt auch zu einer Minderdurchblutung der Niere mit Beeinträchtigung des physiologischen Flüssigkeitshaushaltes.
- Durch das Versacken des Blutes in der Peripherie ⇨ Vorlast ↓ ⇨ SV ↓ ⇨ HMV ↓ und damit des schlechten Gastransportes entsteht in der Peripherie ein **Sauerstoffmangel**.
- Die anaeroben Stoffwechselvorgänge und der mangelhafte Abtransport der sauren Stoffwechselprodukte verursachen eine **metabolische Azidose**.
- Der verlangsamte periphere Blutfluß führt zur Entmischung von Plasma und Erythrozyten und damit zur „Geldrollenaggregation" (roter **Sludge**).
- Diese Entmischung des Blutes kann bereits die Blutgerinnung anregen und eine

Verbrauchskoagulopathie einleiten (Thrombozytenaggregation, Verbrauch von Gerinnungsfaktoren). Regional kann es bereits zur disseminierten intravasalen Gerinnung (**DIC**) kommen.

Monitoring
- Der **Blutdruck** fällt unter den Normalwert (s. Kap. 1) und ist bei einem systolischen Absinken unter ca. 80 mmHg palpatorisch nicht mehr beurteilbar.
- Der systolische Blutdruck von 80 mmHg ist auch die magische Grenze, an der die exkretorische Funktion der **Nieren** sistiert.
- Die oszillometrische **Messung** des **Blutdruckes** wird bei Werten unter 80 mmHg zunehmend schwieriger (geringe Amplitude der Gefäßwandschwingungen) und zeigt bei weiter abfallenden Werten schließlich immer häufiger „Fehler" an.
- Nur direkte, blutige Blutdruckmessung ist noch möglich.
- Der fadenförmige **Puls** ist schlecht oder gar nicht mehr palpierbar, die **Herzfrequenz** liegt weiterhin über der Norm (beim Hund 140–180 Schläge/min).
- Der **Schockindex** liegt nun bei 1,5 und mehr.
- Die **Schleimhäute** sind violett-grau und verwaschen.
- Die **KFZ** liegt über 2 s.
- Das **Pulsoximeter** versagt ab etwa 70 mmHg seinen Dienst.
- In der **Blutgasanalyse** erkennt man nun ein Absinken des pH-Wertes und des Basen-Exzess.
- Die **Pufferkapazitäten** in Form des Standard-Bikarbonat-Wertes nehmen ab.
- Das **Kapnometer** zeigt stark erhöhte exspiratorische CO_2-Werte.

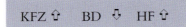

Therapie
Dieses protrahierte Schockgeschehen bedarf sofortiger intensiver Therapie!
Die wichtigste therapeutische Maßnahme ist hier ohne Zweifel (außer im Falle des kardiogenen Schocks) die gezielte und ausgewogene Versorgung mit Flüssigkeit (s. u. und Kap. 5).

Zur Stabilisierung des Blutdrucks sollte ein Dauertropf mit Dopamin oder Dobutamin (je 0,002–0,005 mg/kg/min) angelegt werden, was zusätzlich die Herzfunktion stärkt.

Eine rasche Auffüllung der Gefäßräume hat oberste Priorität.
- Isotone kristalloide Lösungen werden rasch infundiert.
- Anfangs bis zu 90 ml/kg/h je nach Zustand des Patienten bis zum Erreichen eines gut fühlbaren Femoralispulses.
- Um einen besseren initialen Effekt zu erzielen, kann zusätzlich hypertone Kochsalzlösung verwendet werden (erfordert aber entsprechendes Elektrolyt- und ZVD-Monitoring).

Die Schocktherapie muß so lange durchgeführt werden, bis sich Pulsfrequenz und -qualität normalisiert haben und die Hypotonie behoben ist (Blutdruckkontrolle).

Auch nach Beendigung der akuten Schockbehandlung sollte über ca. 12 Stunden eine kombinierte Herz-Kreislauf-Flüssigkeitstherapie mit Ringer-Lösung oder HAES unter Zumischung vasoaktiver Pharmaka, wie z. B. Theophyllin-Theodrenalin (3 Ampullen auf 500 ml Ringer), durchgeführt werden.

3.3.1.3 Der irreversible Schock

Der irreversible Schock entsteht, wenn das protrahierte Schockgeschehen nicht oder nicht in adäquater Weise therapiert wird.

Symptomatik
Die partielle Dekompensation aus dem protrahierten Schockgeschehen wird zum ausgeprägten Kreislaufversagen, wobei vor allem zu der **nicht therapierbaren peripheren Vasodilatation** nun auch die **Myokarderschöpfung** kommt:
- Der **Blutdruck** liegt danieder und kann den Organismus nicht mehr ausreichend mit Blut versorgen. Vor allem die Vitalorgane Gehirn, Herz, Lunge, Leber und Nieren leiden jetzt erheblich unter der mangelnden Sauerstoffversorgung und der Kumulation saurer Stoffwechselprodukte.
- Der **Puls** ist nicht mehr fühlbar.
- Die **Herzfrequenz** ist nur noch durch Auskultation oder Palpation des Herzspitzenstoßes beurteilbar.
- Die irreversible **Vasodilatation** führt zu einem Entspannungskollaps ⇨ TPW ↓ ⇨ BD ↓.
- Allgemein entsteht eine **Energieverarmung** durch die **Hypoxämie**.
- Dadurch versagt die Natrium-Kalium-Pumpe mit einer Freisetzung von Kalium, was wiederum eine **Bradykardie** entstehen läßt bzw. fördert ⇨ HMV ↓↓ ⇨ BD ↓.
- Durch das Versagen der Na-K-Pumpe diffundieren Wasser und Natrium in die Zelle und verursachen ein **Zellödem**.
- Der Blutstrom verlangsamt sich weiterhin, und es kommt zur Stase mit massiver intravasaler Gerinnung (**DIC**).
- Die nun fortgeschrittene Verbrauchskoagulopathie führt zu multiplen **Petechien** und unstillbaren **Hämorrhagien**.

> **Der Patient stirbt an Multiorganversagen v. a. infolge der hochgradigen Hypotonie.**

Monitoring
- Der **Blutdruck** ist nur noch invasiv meßbar.
- Mit der invasiven Methode können kleinschlägige Wellen (Amplituden von 10 mmHg) mit systolischen Werten unter 60 und diastolischen unter 50 mmHg gesehen werden. Selbst unter Dopaminsubstitution ist nicht mehr dauerhaft eine Normotonie aufzubauen.
- Der **Puls** bleibt unfühlbar.
- Der **Herzspitzenstoß** ist gerade noch palpierbar oder auskultierbar.
- Die **Tachykardie** (130–180 Schläge/min) kann sich in eine **Bradykardie** (40–60

Schläge/min) umwandeln, aber auch wenn die Tachykardie bestehen bleibt, gelingt es dem erschöpften Herzen nicht, den arteriellen Blutdruck dauerhaft zu stabilisieren und eine Normotonie aufzubauen.
- Der **Schockindex** liegt bei Tachykardie immer noch über 1,5, kann aber bei Einsetzen einer Bradykardie Werte von 1,0 annehmen.
- Die **Schleimhäute** sind livide und zyanotisch.
- Die **KFZ** ist stark verlängert.
- Häufig kann an der V. jugularis ein **Venenpuls** gesehen werden.

> KFZ ⇧⇧   BD ⇩⇩   HF (⇧) ⇩

Therapie
Eine **symptomatische Schocktherapie** wird meist noch durchgeführt, da man weiß, daß auch in diesem Stadium des Schocks noch nicht in allen Regionen des Körpers ein absolutes Organversagen besteht (häufig ist aber ein Therapieversuch nur eine Beruhigung des Gewissens).

3.3.2 Schockformen

Im folgenden sollen noch einige Schockformen in ihrer speziellen Symptomatik dargestellt werden, da sie uns häufig in der Praxis begegnen und ihr Erkennen und die Therapie der Kreislaufproblematik lebensrettend sein können.

3.3.2.1 Hypovolämischer Schock
Der hypovolämische Schock entsteht aus absolutem oder relativem Volumenmangel.

Ursachen und Pathomechanismus
Absoluter Volumenmangel: Effektiver Flüssigkeitsverlust durch Gefäßverletzung, Erbrechen, Durchfall, Diabetes insipidus oder Tourniquet-Schock.
- Ein **Flüssigkeitsverlust von 10 %** verursacht noch keine Schocksymptome, Puls und **Blutdruck** sind **unverändert.**
- Ausgeprägte akute Schockerscheinungen entstehen bei Verlust von ca. **20 %** der intravasalen Flüssigkeit, ein **leichtes Absinken des Blutdrucks** mit Erhöhung der Pulsfrequenz ist zu sehen.
- Kommt es zum Austritt von mehr als **30 %** der intravasalen Flüssigkeit, so entsteht ein schwerer Schock mit akuter Lebensgefahr, der **Blutdruck** ist so **stark abgesunken,** daß auch der Puls kaum noch fühlbar ist.

Relativer Volumenmangel: durch Abnahme des peripheren Gefäßwiderstandes und Zunahme der Gefäßkapazität (TPW ↓ + Vorlast ↓ ⇨ HMV ↓ ⇨ **Blutdruck** ↓).
- Durch Ausfall des Vasomotorenzentrums im ZNS ist zentrale Blutdruckregulation gestört ⇨ **Blutdruck** ↓
- sowie durch medikamentöse Vasodilatation (z. B. Phenothiazine) ⇨ TPW ↓ ⇨ **Blutdruck** ↓
- und durch Reduktion des venösen Rückstroms ⇨ HMV ↓ ⇨ **Blutdruck** ↓.

Symptome und Monitoring
Puls palpieren, Blutdruck messen, wenn möglich zentral-venösen Druck (ZVD) messen!
- Es kommt zum **Absinken** des **Blutdrucks**, weil die Gefäße nicht mehr genügend Flüssigkeitsvolumen enthalten. Der niedrige Blutdruck führt zunächst kompensatorisch zur **Erhöhung** der **Herzfrequenz**.
- Zu Beginn eines hypovolämischen Schocks ist der Blutdruck meßtechnisch wegen der Kompensation nicht vom normalen Blutdruck zu unterscheiden. Eine initiale Hypertonie fehlt meist.
- Palpatorisch fällt die **Fadenförmigkeit** des **Pulses** auf.
- Bei Fortschreiten des hypovolämischen Schocks kann der Blutdruck auch durch eine Steigerung der Herzfrequenz nicht mehr kompensiert werden, so daß er mit bestehender und fortschreitender Hypovolämie immer manifester in eine deutlich meßbare Hypotonie übergeht.
- Der **zentral-venöse Druck (ZVD)** (wird über einen Katheter gemessen, der mit seiner Spitze im Bereich der kranialen Hohlvene vor dem rechten Vorhof des Herzens liegt) (s. Kap. 6) ist **erniedrigt** und beträgt etwa 2 bis -5 cmH_2O (Norm 3 bis 10 cmH_2O).

Therapie des hypovolämischen Schocks (s. auch Kap. 5)

- **Intravenöse Flüssigkeitssubstitution** bis zur Normalisierung des Blutdrucks, der Pulsqualität und der Pulsfrequenz: Ringer-Laktat-Lösung nach Wirkung (20 bis 40 ml/kg rasch i. v.), bei Blutverlust und einem Hämatokrit unter 20 % Hydroxyethyl-Stärke oder Bluttransfusion (möglichst Frischblut).
- Bei fortgeschrittenem Schockzustand sollte zur **Unterstützung der Herzfunktion** und zur **Blutdrucksteigerung** eine Dauertropfinfusion mit Dopamin oder Dobutamin angelegt werden (Dopamin oder Dobutamin 0,002 – 0,005 mg/kg/min).
- **Die akute Schocktherapie** muß so lange durchgeführt werden, bis sich sowohl Blutdruck als auch Pulsfrequenz und -qualität normalisiert haben.
- Auch **nach der Beendigung der akuten Schockbehandlung** sollte über ca. 12 Stunden eine kombinierte Herz-Kreislauf-Flüssigkeits-Therapie mit Ringer-Lösung oder niedermolekularem Dextran (10 – 15 ml/kg KG/h) unter Zumischung vasoaktiver Pharmaka wie dem Theophyllin-Theodrenalin (z. B. AKRINOR® 3 Ampullen auf 500 ml Ringer-Lösung) unter regelmäßigem Monitoring fortgeführt werden.

3.3.2.2 Septischer Schock
- Der septische Schock hat Komponenten des hypovolämischen und des distributiven, im Spätstadium auch des kardiogenen Schocks.
- Ein Übergang in die erste Phase eines septischen Schocks (sog. hyperdynamischer sept. Schock, **warme Hypotension**) ist jederzeit möglich und klinisch schlecht erkennbar.

- Dieser Zustand wird in der Mikrozirkulation ausgelöst!
- **Aus diesem Grund ist jeder Patient mit einem vermuteten Infektionsherd als potentiell schockgefährdet einzustufen und gilt daher als hochgradiger Risikopatient.**
- Eine Besonderheit ist: Die Zellen können entstehende Stoffwechselsubstrate nicht nutzen!
- 25–40 % der Patienten mit Bakteriämie bekommen einen septischen Schock, 50 % der Patienten mit septischem Schock haben auch eine Bakteriämie.

Ursachen
- Der septisch-toxische Zustand eines Tieres wird durch Einschwemmung von Endotoxinen (durch gramnegative Keime, Pilze oder auch grampositive Keime) während einer Allgemeininfektion verursacht.
- Die septischen Herde können z. B. im Magen-Darm- oder Urogenitaltrakt sitzen, durch infizierte Wunden oder nosokomiale Infektionen (Katheter, chirurgischer Eingriff) verursacht sein.
- Beim Hund kommt es v. a. im Rahmen einer Bakteriämie, bei Trauma, Schock, Peritonitis, Mastitis, Abszessen, Metritis, intestinaler Ischämie, Enteritis, Lebererkrankungen oder auch einer Magendrehung zur Sepsis.

Pathomechanismus und Klinik
1. Hyperdynamische Phase = Frühphase („warme Hypotension"):
HF ↑, HMV ↑, TPW ↓, BD ↓, Kapillarlecks
Klinik: warme Peripherie, Fieber oder subfebril, Vasodilatation, evtl. Zyanose, Puls gespannt, Herz o. B.
2. Hypodynamische Phase:
HF ↓, HMV ↓, TPW ↑, BD ↓, DIC, O_2-Verbrauch ↓ = präterminal
Klinik: entspricht Terminalstadium Schock.

- Veränderungen des peripheren Gefäßwiderstandes;
- Veränderungen der venösen Gefäßkapazität;
- periphere AV-Shunts;
- TPW ↓ durch AV-Shunts oder Mediatoren (Histamin, Prostaglandin, Endorphine);
- O_2-Verbrauch ↓ durch primär zellulären Defekt, der die respiratorische Funktion der Mitochondrien beeinträchtigt;
- Energiebedarf ↑ infolge erhöhter Herzarbeit, durch den septischen Herd sowie durch Anstieg der Körpertemperatur;
- zunächst Fettverbrauch ↑ ⇨ kann Fett als Energiequelle nicht genutzt werden, Proteolyse des Muskeleiweiß, Anhäufung von Pyruvat und Laktat ⇨ hoher Kalorienbedarf, Ernährung kritisch (verzweigtkett. AS, kurzkett. TG).

> Achtung: Der Schock setzt ein, bevor der Blutdruck kritisch abfällt!
> Der septische Schock wird oft nicht diagnostiziert, da er in der Frühphase schlecht zu erkennen ist!

Diagnose
- Diagnosestellung im Frühstadium schwierig!
- Blutdruck ↓, Herzfrequenz ↑, Atemfrequenz ↑, Temperatur ↑;
- Leukozyten ↑ od. ↓, Thrombozyten ↓;
- Blutkultur + septischer Herd;
- Oligurie.

Therapie des septischen Schocks
- Auslöser oder Ursache behandeln (Herdsanierung)! Kein Zögern!
- Seitenlage, evtl. Kopftieflage, nicht unnötig bewegen;
- keine Routinemedikation, alle Pharmaka streng nach Wirkung;
- 1–2 weitlumige venöse Zugänge zur aggressiven Flüssigkeitstherapie (rasch und kontrolliert nach BD, ZVD, KFZ, Puls, Urin, HMV); Ringer-Laktat, HAES 10–20 ml/kg;
- Cave: Lungenödem (Atemfrequenz ↑, Auskultationsbefund, paO_2 ↓, Rö);
- BD-Anhebung v. a. durch Anhebung des HMV (Blutdruckkontrolle!);
- evtl. + $NaHCO_3$ (0,5–1 ml/kg i.v.) möglichst nach Blutgasanalyse (0,3 x -BE x kg KG = ml $NaHCO_3$ 8,4%);
- bei schwerer Hypotonie: Noradrenalin (Arterenol®) Perfusor od. Infusion (1:1000 Inj.lsg. 0,0001–0,001 mg/kg/min i.v.) oder Dopamin (Dopamin®) Perfusor od. Infusion (0,003–0,005–0,01 mg/kg/min i.v.);
- antibakterielle Therapie: immer i.v.! nach Blutkultur und Antibiogramm (bzw. Breitspektrum), z.B. Ampicillin + Gentamicin, Gentamicin + Cephalosporin, bei Darmperforationen z.B. Clindamycin od. Metronidazol (z.B. Ampicillin 20 mg/kg + Gentamicin 4 mg/kg 2x/d i.v., Cephotaxin 25 mg/kg + Metronidazol 5 mg/kg 2x/d i.v.);
- Sicherung O_2-Austausch und CO_2-Elimination (Intubation, O_2-Zufuhr, Beatmung evtl. PEEP);
- Azidosetherapie (evtl. $NaHCO_3$);
- Kortikosteroide (?) z.B. Hydrocortison (Solu-Decortin®) 250 mg/20 kg Tier;
- NSAIDs (evtl. Flunixin-Meglumin in doppelter Dosis);
- Naloxon (Mechanismus unbekannt);
- Heparin: evtl. prophylaktisch, 10 IU/kg wg. DIC.

Monitoring
- Blutdruckkontrolle;
- Messung des ZVD;
- Pulsoximeter (SpO_2, Pulsfrequenz) und Kapnometer ($ETCO_2$);
- Blutgasanalyse (pO_2, pCO_2, pH, BE);
- Urinausscheidung.

3.3.2.3 Kardiogener Schock

Der kardiogene Schock kommt zustande durch ein Versagen der Pumpleistung des Herzens. Die Ursachen für ein Versagen der kardialen Pumpleistung können unter anderem Kardiomyopathie, Herzrhythmusstörungen, Abriß der Chordae tendinae, Lungenembolie oder Stauungslunge sein.

Diagnose und Monitoring

Die Hauptsymptome eines kardiogenen Schocks sind vor allem:
- ein frühzeitiger **Abfall des arteriellen Blutdruckes** (SAD) unter 80 mmHg;
- ein starker **Anstieg des zentral venösen Druckes** (ZVD) über 10 cm H_2O;
- der periphere **Gefäßwiderstand**, vor allem der Gefäßwiderstand in und vor der Lunge (Preload) **steigt an**;
- das **Herzminutenvolumen nimmt** stark **ab**.

Durch den niedrigen Blutdruck kommt es zu einer Minderdurchblutung der Vitalorgane Gehirn, Herz, Lunge, Leber und Nieren.

> **Therapie des kardiogenen Schocks (siehe auch Kap. 5)**
>
> - Zur **Verbesserung des arteriellen Blutdrucks** muß die kardiale Pumpleistung durch positiv inotrope Substanzen verbessert werden und der TPW, gegen den das insuffiziente Herz anpumpt, gesenkt werden.
>   Dazu setzt man im akuten Fall
>   - Dopamin oder Dobutamin in Dosierungen von 0,005 bis 0,01 mg/kg/min im Dauertropf (50 mg auf 200 ml Ringer-Laktat-Lösung)
>   oder
>   - Epinephrin (Adrenalin, Suprarenin) 0,1 bis 0,5 mg/kg ein.
>   - Zur Senkung des peripheren Gefäßwiderstandes (Afterload) beim akuten Myokardversagen sollten Vasodilatatoren wie Nitroprussit oder Nitroglyzerin nach Wirkung verwendet werden.
> - Eine **Zufuhr von Flüssigkeit** ist notwendig, um den linksventrikulären Füllungsdruck zu erhalten. Allerdings sollte zunächst die akute Dekompensation des Herzens durch die oben genannten Maßnahmen therapiert worden sein (Flüssigkeitssubstitution **erst nach Senken des ZVD durch Verbesserung der Pumpleistung**).
> - Zum **Erhalten des wieder normalen Blutdrucks** kann eine Myokardstärkung durch
>   - k-Strophanthin 0,025 mg/kg alle 8 h (⅔ i.m., ⅓ i.v.)
>   oder
>   - Digoxin 0,045 mg/kg alle 8 h (⅔ i.m., ⅓ i.v.) durchgeführt werden.

3.3.2.4 Anaphylaktoider Schock

Diagnose und Monitoring

- Die anaphylaktoide Reaktion wird durch eine Interaktion von Antigen und zirkulierenden Antikörpern hervorgerufen. Dadurch werden Mediatorsubstanzen wie Serotonin, Histamin oder sog. Slow-Reacting-Substance of Anaphylaxis (SRS-A) freigesetzt, die zunächst auf die glatten Gefäßmuskelzellen und die Gefäßmembranen einwirken.
- Es kommt zu einer erheblichen Permeabilitätssteigerung der Kapillarmembranen und dadurch zu einem Austritt erheblicher Mengen intravasaler Flüssigkeit in den Extravasalraum.
- Es entstehen in allen Bereichen des Körpers Ödeme.

- **Aufgrund der erheblichen Plasmaverluste fällt im anaphylaktoiden Schock der arterielle Blutdruck gemeinsam mit dem Herzminutenvolumen ab.**

Der anaphylaktoide Schock kann wegen der entstehenden Hypovolämie als eine Sonderform des hypovolämischen Schocks angesehen werden.

> **Therapie des anaphylaktoiden Schocks (s. auch Kap. 5)**
>
> - Zunächst sollten zur Gefäßabdichtung Antihistaminika, besser Glukokortikoide eingesetzt werden:
>   Glukokortikosteroid 2 bis 10 mg/kg i.v. alle 8 h.
> - Zur allgemeinen Blutdrucksteigerung kardiale Therapie und eine Flüssigkeitssubstitution wie beim hypovolämischen Schock durchführen (s. o.).

Tabelle 3-2 Auswirkungen des Schocks auf Blutdruck (BD), zentralvenösen Druck (ZVD) und Herzfrequenz (HF)

Parameter	Hypovolämischer Schock		Anaphylaktoider Schock		Septischer Schock		Kardiogener Schock	
	anfangs	später	anfangs	später	anfangs	später	anfangs	später
BD	↑	↓	↓	↓	↑	↓	↓	↓
ZVD (Preload)	↓	↓	↓	↑	↑	↑	↑	↑
HF	↑	↑↓	↑	↑↓	↑	↑↓	↑	↑↓

3.4 Diabetisches Koma

Im diabetischen Koma kann es zu deutlichem Blutdruckabfall kommen.
- Als Folge der diabetischen Stoffwechselentgleisungen, insbesondere bei Ketoazidose: Ansammlung von Wasserstoffionen und Austausch gegen intrazelluläres Kalium;
- negativ inotroper Effekt am Herzen;
- periphere Vasodilatation.

Ungeklärt ist, ob die Hypotonie als eine der Ursachen des Komas oder als Folge des Komas anzusehen ist. Bei komplizierender Ketoazidose treten Inappetenz, Gewichtsverlust, Apathie, Erbrechen, Dehydratation, stechender bis fruchtiger Mundgeruch, frequente und tiefe Atmung (Kussmaulsche Atmung) als Folge der Azidose hinzu. Wenn nicht rasch eingegriffen wird, kann die diabetische Ketoazidose zum Koma und schließlich zum Tod führen.

Therapie
Zusätzlich Volumensubstitution (0,9 %ige Kochsalzlösung), Azidoseausgleich und Hypokaliämieausgleich.

3.5 Herzinsuffizienz

Im fortgeschrittenen und v. a. finalen Stadium der Herzinsuffizienz kommt es häufig zu falsch normotonen Meßwerten und schließlich zur Hypotonie. Dabei führen die gleichzeitig vorliegenden blutdrucksteigernden und -senkenden Einflüsse zu nach außen hin normal erscheinenden Werten (s. a. Kap. 2.3.3.1). Vereinfacht kann dies auf zwei Mechanismen zurückgeführt werden:
- Das Herzminutenvolumen ist zunehmend vermindert.
- Das RA-System ist aktiviert ⇨ Vorlast- und Nachlasterhöhung.

Wie lange ein so normal erscheinender Blutdruck aufrechterhalten werden kann, ist situationsabhängig und kann daher nie vorausgesagt werden. Früher oder später resultiert aber mit Progression der Herzinsuffizienz fast immer eine z. T. massive Hypotonie, die bis zum kardiogenen Schock führen kann. Aus diesem Grund ist gerade bei der Herzinsuffizienz und dem damit verbundenen routinemäßigen Einsatz von ACE-Hemmern sowie anderen z. T. erheblich auf den Blutdruck wirkenden Therapeutika (s. Kap. 5) die Erhebung des Blutdruckstatus unerläßlich.

Therapie
Endokardiose, Dilatative Kardiomyopathie: Kontrollierte (Blutdruck, Nierenwerte) Dosierung von ACE-Hemmern und Diuretika, Herzglykoside und/oder Inodilatoren bei nachgewiesener ventrikulärer Kontraktionsschwäche. Cave: β-Blocker und Ca-Antagonisten – bei Hypotonie kontraindiziert.
Hypertrophe Kardiomyopathie: Hypotonie selten.
(Siehe Kap. 5)

3.6 Hypoadrenokortizismus

Infolge einer Nebennierenrindeninsuffizienz kommt es zum teilweisen oder totalen Ausfall der Hormonproduktion und damit zu einer Beeinträchtigung der Glukokortikoide, der Mineralkortikoide und Androgene. Erst wenn mehr als 90 % der Nebennierenrinde ausfällt, werden klinische Erscheinungen manifest. Hypotonien können dabei chronisch-progressiv, episodisch oder plötzlich und hochgradig (Addison-Krise) sein.

Man unterscheidet zwei Formen:
- Primäre Nebennierenrindeninsuffizienz = Morbus Addison:
  Sie kann als manifeste und latente Form (Symptome nur nach Belastung) auftreten. Ursache nicht sicher geklärt, infrage kommen: Autoimmunreaktionen, Traumata, Infektionen, Tumoren, Gefäßverschlüsse und daraus resultierende Nekrosen. Auch eine Überdosierung von Mitotane kann zu Nebennierenrindennekrosen führen. Ausfall meist nur der Glukokortikoide.
- Sekundäre Nebennierenrindeninsuffizienz:
  ACTH abhängig, v. a. nach plötzlichem Absetzen von Glukokortikoid-Langzeittherapien (Nebennierenrindenatrophie infolge einer verminderten Sekretion von ACTH).

Mögliche Ursachen der Blutdruckveränderung
Ein Mangel an Mineralkortikoiden (Aldosteron!) führt zu massiven Beeinträchtigungen des Wasser- und Elektrolythaushaltes (Exsikkose). Die Folge sind Blutdruckabfall infolge von Hypovolämie, aber auch kardialer Störungen (Arrhythmien, Bradykardie, Tachykardie) bis hin zum Schock. Aufgrund des Glukokortikoidmangels sind der Kohlenhydrat-, Fett- und Eiweißstoffwechsel gestört. Betroffen sind v. a. das ZNS, der Gastrointestinaltrakt und die Nieren.

Symptome
- reduziertes Allgemeinbefinden;
- Inappetenz;
- Abmagerung;
- leichte Ermüdbarkeit;
- akute Phase: Schwäche, Erbrechen, Durchfall, Hypovolämie, Kreislaufschwäche infolge z. T. massiver Hypotonie, Arrhythmien, Brady- und Tachykardien, Schock;
- EKG: niedrige p-Wellen, hohe T-Welle (Hyperkaliämie!);
- Blutdruck: leichte bis hochgradige Hypotonie.

Therapie
Volumensubstitution, Glukokortikoide, Mineralkortikoide (bei Hyperkaliämie und Hyponaträmie).

3.7 Hypothyreose

Tritt v. a. bei Hunden mittleren und fortgeschrittenen Alters auf mit einer rassespezifischen Häufung bei Golden Retriever, Dobermann Retriever, Boxer und Beagle.
Ursachen sind v. a. Entzündungen, Traumata, neoplastische Veränderungen und ungeklärte Ursachen (idiopathisch).

Mögliche Ursachen der Blutdruckveränderungen
Sinusbradykardie und Hypovolämie führen u. a. zu Hypotonie, die schwerste Form, das Myxödem-Koma, gekennzeichnet durch massive Hypothermie und Bradykardie, sogar zu schwerer Hypotonie und Schock.

Symptome
Werden erst in fortgeschrittenem Stadium auffällig.
- Reduziertes Allgemeinbefinden;
- erhöhtes Schlafbedürfnis;
- kalte Extremitäten, evtl. erniedrigte Körpertemperatur;
- weicher Puls;
- Hypotonie;
- Haut- und Fellveränderungen;
- trauriger Blick.

Diagnose
Plasma-T4-Basalwertbestimmung, TSH-Stimulationstest; TRH-Stimulationstest.

Therapie
L-Thyroxin-Dauertherapie.

3.8 Symptome der Hypotonie

- Verlängerte KFZ (> 2 s);
- Blasse und verwaschene Schleimhäute;
- schwacher Puls;
- kalte Akren;
- (hgd.) gedämpftes Allgemeinbefinden;
- erhöhtes Schlafbedürfnis, Apathie;
- Inappetenz;
- Isostenurie, Anurie.

4 Indikationen für die Blutdruckmessung

B. EGNER, W. ERHARDT, J. HENKE

Blutdruckmessung ist auch in der Tiermedizin ein wichtiger, oft sogar unverzichtbarer Parameter.

Die Indikationen für die Blutdruckmessung sind vielfältig und erklären die universelle Bedeutung der Blutdruckmessung in Diagnosefindung, Therapie- und Verlaufskontrolle sowie Narkose- und Intensivpatientenmonitoring.

Routinemäßiges Screening
- v. a. Gesundheits- und Alters-Check;
- (Welpen-) Erstuntersuchung;
- unspezifische Symptomatik;
- Impftermin.
- **Krankheiten, die mit Blutdruckveränderungen einhergehen:** v. a. Nierenkrankheiten, Hyperthyreose, Diabetes mellitus, M. Cushing, Herzkrankheiten.

Screening in der Notfallmedizin
- Schock;
- Trauma;
- Perikarderguß;
- Vergiftungen;
- Addison-Krise etc.

Intensivpatientenüberwachung
- v. a. p. op.;
- hypertensive Krise;
- protrahierter Schock;
- Schmerzmanagement.

Therapieentscheidung und -kontrolle
- v. a. des kardiologischen Patienten;
- bei allen im Rahmen einer Hyper-/Hypotonie therapierten Patienten;
- bei Einsatz von Therapeutika, die den Blutdruck beeinflussen (v. a. ACE-Hemmer, Diuretika, Ca-Antagonisten, β-Blocker, Vasodilatatoren, Sympathomimetika, Nidationsverhütungsmittel, Sedativa etc.);
- in der Schmerztherapie.

Narkosemonitoring
- Präanästhetische Untersuchung;

- intraoperatives Monitoring, inkl. Schmerzanalyse;
- postoperative Überwachung.

4.1 Welche Bedeutung hat ein Screening?

Ein Screening (generelle Betrachtung eines Parameters, hier des Blutdrucks) ermöglicht die Beurteilung der Kreislaufsituation und liefert damit oft frühzeitige Hinweise auf Veränderungen gerade bei noch fehlender spezifischer Symptomatik. Dabei kann das Blutdruck-Screening routinemäßig erfolgen (alle Patienten) oder selektiv (Patienten einer bestimmten Rasse, ab einem bestimmten Alter, Notfallpatienten etc.).

Routinemäßiges Screening
In Hinblick auf den Blutdruck können die meisten Aussagen durch ein routinemäßiges Screening ermittelt werden.

▷ Jedes Individuum hat innerhalb des Rassereferenzbereiches einen spezifischen Blutdruck = individueller Blutdruck. Durch regelmäßige (mindestens 1x jährliche) Messung schon ab dem Welpenalter kann der Blutdruck nicht nur rassespezifisch, sondern individuell ermittelt werden.
▷ Sensibelste Möglichkeit, Blutdruckveränderungen frühzeitig zu erkennen.

Bsp.: Dt. Schäferhund, 6 Jahre, Blutdruck über Jahre stabil bei 130/75, steigt auf 145/90.
Beurteilung:
a) falls 145/90 erste Messung war: oberer normaler Bereich verglichen mit dem Rassereferenzwert;
b) bei individuellem Vergleich mit den Werten der Vorjahre: plötzlicher Anstieg, möglicherweise Beginn eines pathologischen Geschehens.
Eingehende Anamnese und klinische Untersuchung, ggf. weiterführende Diagnostik (s. Kap. 4.2) zur Abklärung der Ursache.
▷ Beurteilbarkeit der Blutdrucksituation hier unter zwei Aspekten:
  – in Abhängigkeit des Rassereferenzwertes;
  – in Abhängigkeit zu früheren individuellen Messungen.

▷ Der individuelle Blutdruck liefert diagnostische Hinweise oft in einem sehr frühen Stadium.

> Wie kann die routinemäßige Blutdruckmessung in den Praxisalltag integriert werden?
> - als Bestandteil der jährlichen Impfuntersuchung;
> - im Rahmen der (Welpen-) Erstuntersuchung;
> - im Rahmen eines Gesundheits-Checks (alle Tiere);
> - im Rahmen eines Alters-Checks (geriatrische Patienten);
> - bei unspezifischer Symptomatik im Rahmen der klinischen Untersuchung;
> - generell bei jeder Vorstellung eines Patienten im Rahmen der klinischen Untersuchung.

Besondere Bedeutung des Gesundheits- und Alters-Checks:
Mit zunehmendem Alter häufen sich Krankheiten, die mit Blutdruckveränderungen einhergehen (Niereninsuffizienz, Herzinsuffizienz, M. Cushing, Diabetes mellitus …). Diese Krankheiten bleiben im Frühstadium oft unerkannt, da sie noch keine spezifische Symptomatik aufweisen. Der Blutdruck kann jedoch bereits im Frühstadium erhöht sein. Je früher eine Krankheit erkannt und eine Therapie initiiert wird, desto positiver kann der Krankheitsverlauf beeinflußt werden.

4.2 Wie kann die Blutdruckmessung die Diagnosefindung unterstützen?

Die Blutdruckmessung ist zusammen mit Anamnese und eingehender klinischer Untersuchung der Grundstein einer sorgfältigen Befunderhebung. Sie kann frühdiagnostische Hinweise liefern, einen Diagnoseverdacht unterstützen oder bei unspezifischer Symptomatik mögliche Ursachen eingrenzen.

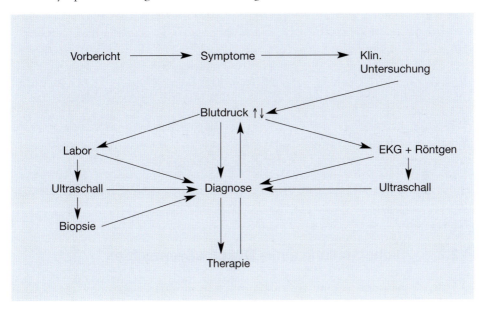

Abbildung 4-1 Blutdruck als wichtiger Parameter im Rahmen der Diagnosefindung

4.2.1 Frühdiagnose

Im Rahmen eines Screenings erkannte erhöhte Werte in mindestens zwei Kontrollterminen (innerhalb von 8–10 Tagen) sicherstellen. Wird die Hypertonie bestätigt und sind schmerzhafte Ursachen, Aufregung und Adipositas auszuschließen, ist eine pathologische Veränderung als Ursache wahrscheinlich, auch wenn noch keine (deutliche) Symptomatik erkennbar ist.

Systematisches Vorgehen zur Erkennung der auslösenden Grundkrankheit:
- Gründliche Anamnese (selbst wenn zunächst keine Auffälligkeit vom Besitzer genannt wurde, nochmals hinterfragen) läßt bereits erste Schlüsse zu:
Hund: „schnüffelt lange", „läuft nicht vorne weg", „wird langsam alt" etc.
Katze: „sitzt lange auf Katzentoilette", „Futter schmeckt nicht", „Fell eher stumpf, struppig" etc.
- Rassedisposition für bestimmte Krankheiten berücksichtigen.
- Eingehende klinische Untersuchung (inkl. Auskultation u. Palpation) unter besonderer Berücksichtigung der in Frage kommenden Krankheitskomplexe (s. Kap. 2).
- Verdachtsdiagnose stellen

Ggf. sind gezielte weiterführende Untersuchungen zu entscheiden:

> Beispiele:
> 1) Katze, 12 Jahre, lt. Besitzer o. b. B, Blutdruck erhöht; nach eingehender Befragung: evtl. etw. ruhiger, sitzt lange auf Katzentoilette (Hinweis auf Polydipsie): Verdacht auf chronische Niereninsuffizienz: ⇨ Labor, evtl. Ultraschall;
> 2) Katze, 8 Jahre, Gewichtsverlust, Blutdruck erhöht; Schilddrüse palpatorisch vergrößert u./o. knotig: Verdacht auf Hyperthyreose ⇨ Labor, evtl. Ultraschall, evtl. Szintigraphie;
> 3) Dackel, 8 Jahre, Blutdruck erhöht; schnüffelt lang (Hinweis auf beginnende Bewegungsintoleranz): Verdacht auf chronische Mitralendokardiose ⇨ evtl. EKG (v. a. wenn Pulsdefizit), evtl. Röntgen (v. a. wenn Atemgeräusche auskultatorisch verschärft), evtl. Ultraschall, evtl. Labor zur Abklärung einer floriden entzündlichen Genese;
> 4) Pudel, 10 Jahre, Blutdruck erhöht; etw. dünneres Fell, frißt viel: Verdacht auf Hyperadrenokortizismus ⇨ Labor, evtl. Ultraschall.

Frühzeitige Diagnose ermöglicht je nach Ursache eine Heilung, zumindest aber eine lebensverlängernde und die Lebensqualität verbessernde Therapie.

4.2.2 Sicherstellung eines Diagnoseverdachtes

Die Blutdrucksituation kann zusammen mit bestimmten Symptomen bereits einen Diagnoseverdacht bestätigen.

> Beispiel 1:
> Katze, 9 Jahre, plötzlich erblindet.
> Verdacht: Hypertonie als Ursache der Erblindung.
> Blutdruck: 168/125
> (Durchschnittswert aus 5 Einzelmessungen).
> Ergebnis:
> Hypertonie, diastolisch >> systolisch.
>
> Wichtig: sofortige Blutdrucksenkung, um Visus zu retten.

Häufig nur einseitige Netzhautablösung und „lediglich" Netzhautblutung am anderen Auge ⇨ Visus kann bei sofortiger Blutdrucksenkung erhalten werden.

Außerdem: Gezielte weiterführende Untersuchung zur Abklärung der Ursache: Verdacht auf Hyperthyreose oder chronische Niereninsuffizienz.

Beispiel 2:
Katze, 12 Jahre, etwas abgemagert, reduziertes Allgemeinbefinden.
Auskultation: Herzgeräusch, erstmalig diagnostiziert.
Röntgen: Herzsilhouette vergrößert.
Verdachtsdiagnose: funktionelle Hypertrophie des linken Ventrikels aufgrund einer Hypertonie.
Blutdruck: 155/105.
Verdachtsdiagnose bestätigt. Ursache für die Hypertonie wahrscheinlich Chronische Niereninsuffizienz oder Hyperthyreose.
Weiterführende Untersuchung: Labor.
Sonstige Befunde:
EKG: Highvoltage als Hinweis auf Linksherzhypertrophie!
Echokardiographie: dezentrische oder konzentrische Hypertrophie des linken Ventrikels i. d. R. ohne linksatriale Dilatation.

4.2.3 Unterstützung bei unspezifischen Symptomen

Oft sind Symptome zwar vorhanden, können jedoch nicht einem eindeutigen Krankheitskomplex zugeordnet werden, z. B.:
- reduziertes Allgemeinbefinden;
- Inappetenz;
- PU/PD etc.

Oder:
Symptome werden vom Tierbesitzer nicht erkannt, z. B.
- langes Schnüffeln als Beginn einer Leistungsintoleranz beim Hund;
- PU/PD oder red. Allgemeinbefinden bei der Katze.

Eine Hypertonie engt den Kreis der in Frage kommenden Erkrankungen deutlich ein:
⇨ schnellere und einfachere Entscheidung für weiterführende Untersuchungen;
⇨ Unterstützung in der Diagnosefindung.

Auch infolge bestimmter Medikamente (ACE-Hemmer, Diuretika, β-Blocker etc.) kann reduziertes Allgemeinbefinden auftreten, dann jedoch als Folge eines zu niedrigen Blutdrucks und damit einer hypotoniebedingten Nebenwirkung.
⇨ Aktuellen Medikamenteneinsatz und Dosierung erfragen, Neueinstellung der Dosis unter Blutdruckkontrolle.

4.3 Welche Bedeutung hat der Blutdruck in der Notfallmedizin?

Notfallmedizin ist häufig mit Schock verbunden:
Infolge eines Traumas, Vergiftungen, Addison-Krise, Perikarderguß etc.
Dabei können unterschiedliche Formen des Schocks auftreten (s. auch Kap. 3):
- hypovolämischer Schock bei starkem Blutverlust/inneren Blutungen;
- toxischer Schock bei Vergiftungen;
- septischer Schock bei infizierten Wunden;
- anaphylaktischer Schock bei Allergien etc.

Jede Art von Schock führt zur Zentralisation des Kreislaufs und damit einer peripheren Blutdrucksenkung, um eine Durchblutung in erster Linie des Gehirns aufrechtzuerhalten. Dabei werden andere Gewebe und schließlich auch wichtige Organsysteme wie die Nieren minderperfundiert.
⇨ Hypoxische Schäden von Geweben und Organen;
⇨ Gefahr des akuten Nierenversagens.

Der Blutdruck muß beim Notfallpatienten ständig überwacht werden, um die Situation richtig einschätzen und entsprechend handeln zu können.
⇨ Liegt der Blutdruck bei oder sinkt er auf < 90/60 sollte eine Schockbehandlung erwogen werden (s. Kap. 3).

⇨ Während der Schocktherapie ist die Blutdrucküberwachung essentiell.
⇨ Bis zur ersten Stabilisierung in kurzen Zeitabständen (1–3 min) messen.
⇨ Mit zunehmender Stabilisierung des Kreislaufs können die Meßintervalle verlängert werden.

Eine nicht erkannte Hypotonie v. a. über einen längeren Zeitraum kann zu dauerhaften hypoxischen Schäden an verschiedenen Organsystemen, v. a. der Nieren, führen.
Tip: Beim Perikarderguß sinkt der Blutdruck durch die zunehmende Herztamponade und damit das verminderte HMV. Therapie: Perikardiozentese. Bei ausreichender Punktion steigt das Herzminutenvolumen wieder und damit der Blutdruck!

> Der Notfallpatient muß immer im Hinblick auf die Blutdrucksituation überwacht werden.

4.4 Wie unterstützt die Blutdruckmessung die Intensivpatientenüberwachung?

Der Intensivpatient ist oft hgd. schmerzhaft (Henke u. Erhardt, 2001) und befindet sich meist in einer sehr labilen Phase.
⇨ Der aktuelle Zustand kann sich binnen kürzester Zeit massiv verändern.
⇨ Permanente Überwachung der Vitalfunktionen (Atmung und Herz-Kreislauf) ist Voraussetzung für eine erfolgreiche Stabilisierung.

⇨ Der Blutdruck spielt dabei eine zentrale Rolle.
⇨ Die Pulskontrolle ist ebenfalls wichtig, kann die Blutdruckmessung jedoch nicht ersetzen!
Beispiel: Weicher Puls = Hypotonie? Nicht immer! ⇨ Auch normotensiver Patient mit hoher Herzfrequenz und damit geringerem Schlagvolumen möglich.

> Blutdruckspezifische Hinweise:
> **Hypertonie:**
> ⇨ Hochdruckpatient (Niereninsuffizienz, Hyperthyreose ...), nicht therapiert;
> ⇨ unzureichende medikamentöse Einstellung (blutdrucksenkende Therapeutika [s. Kap. 5], Antipyretika, Analgetika etc.);
> ⇨ überdosierte medikamentöse Einstellung (blutdrucksteigernde Therapeutika [s. Kap. 5], Volumenübersubstitution etc.);
> ⇨ Fieber;
> ⇨ starke Schmerzen;
> ⇨ ZNS Beteiligung;
> ⇨ Polyzythämie.
>
> **Hypotonie:**
> ⇨ Innere Blutungen;
> ⇨ zu starke Diurese;
> ⇨ Durchfall/Erbrechen;
> ⇨ zu geringe Volumensubstitution;
> ⇨ Überdosierung blutdrucksenkender Therapeutika;
> ⇨ Thrombosen;
> ⇨ komprimierende Tumoren;
> ⇨ Pneumothorax;
> ⇨ Perikarderguß;
> ⇨ zunehmende Dekompensierung des kardialen Zustandes (v. a. Finalstadium).

4.5 Wie unterstützt die Blutdruckmessung die Therapie- und Verlaufskontrolle?

Therapiekontrolle mittels Blutdruckmessung ist dann möglich, wenn das eingesetzte Medikament den Blutdruck beeinflußt und entweder
a) die zu therapierende Erkrankung zu Blutdruckveränderungen führt oder
b) hypotoniebedingte Nebenwirkungen ausgeschlossen werden sollen oder
c) die analgetische Wirkung überprüft werden soll (Egner, 2002a, b).

Die **Therapiekontrolle** beginnt mit der Auswahl des optimalen Medikamentes und der geeigneten Dosierung.
⇨ Vor dem Einsatz von blutdruckaktiven Substanzen, wie ACE-Hemmern, Diuretika, β-Blockern, Ca-Antagonisten, Kortikoiden, Nidationsverhütungsmitteln etc., sollte die Blutdrucksituation immer bekannt sein (Lombard, 2000; Tobias, 2000).

⇨ In Abhängigkeit von ermittelter Normo-, Hyper- oder Hypotonie kann dann das geeignete Medikament ausgewählt und/oder die Dosierung angepaßt werden.
⇨ Nicht alle Parameter, die damit beeinflußt werden sollen, lassen sich einfach überprüfen, so daß der Blutdruck als Referenz dienen kann.

Die **Verlaufskontrolle** mittels Blutdruckmessung beruht auf der progressiven hämodynamischen Situation der jeweiligen Grundkrankheit (s. Kap. 2 u. 3).
⇨ Mit fortschreitender Erkrankung kann der Blutdruck steigen (Niereninsuffizienz, Hyperthyreose, M. Cushing, Diabetes mellitus …) oder sinken (z. B. Herzinsuffizienz).
⇨ Eine eventuell notwendige Dosisanpassung bzw. zusätzliche Medikation kann frühzeitig erkannt werden.

Oft kann ein durch Unwissenheit vom Tierbesitzer vorgenommenes Absetzen von Medikamenten, die den Blutdruck senken (z. B. ACE-Hemmer, Ca-Antagonisten, β-Blocker …) in nachweisbarer Hypertonie resultieren.
⇨ Wichtiger Hinweis auf eine vom Tierbesitzer nicht mitgeteilte Unterbrechung einer Therapie.

Der Blutdruck unterstützt die optimale Einstellung eines Patienten, weist aber auch auf eine Veränderung der Situation unter Therapie hin.

Beispiel: Herzinsuffizienz
V. a. kardiale Therapeutika beeinflussen den Blutdruck. Der Einsatz von ACE-Hemmern ist weit verbreitet. Aufgrund ihrer vielfältigen Wirkungsmechanismen sind sie eine sehr wichtige Stoffklasse in der Therapie der Herzinsuffizienz, der Niereninsuffizienz und der Hypertonie.

⇨ Weist die Ausgangssituation einen erhöhten Blutdruck auf, so sollte dieser unter Therapie normalisiert, zumindest aber deutlich reduziert werden.
⇨ Ist der Patient eher hypoton, so ist es wichtig, den Blutdruck unter Therapie nicht weiter zu senken.
⇨ Blutdruckmessung immer auch vor der Therapie!
⇨ ACE-Hemmer
  – bei niedrigem Blutdruck einschleichend dosieren;
  – bei erhöhtem Blutdruck empfohlene Dosis, evtl. Dosis erhöhen.

Regelmäßige Blutdruckkontrolle gibt Sicherheit bezüglich der eingesetzten Dosis.
Nebenwirkungen von ACE-Hemmern sind meist hypotoniebedingt. ⇨ Blutdruckmessen, ggf. Dosis reduzieren.

> Aus der Praxis:
> 1) Dackel, 12 Jahre, Mitralgeräusch IV/VI, Husten schon bei geringer Belastung (Stauungsinsuffizienz), soll auf ACE-Hemmer und Diuretikum eingestellt werden. Blutdruck: 108/70

Normalwert Dackel: 142/85
- Der Dackel zeigt aufgrund der bereits fortgeschrittenen Mitralinsuffizienz einen niedrigen Blutdruck.
- ACE-Hemmer und Diuretika senken beide den Blutdruck! Der Hund würde bei unkritischer Dosierung in eine dtl. Hypotonie rutschen.

Subklinische chronische Niereninsuffizienz kann nicht ausgeschlossen werden. ⇨ Hypotonie würde Hypoxie der Nieren noch verstärken. ⇨ Progression der Niereninsuffizienz.

Deshalb bei niedrigem Blutdruck: Diurese entsprechend dem Stauungsgrad, ACE-Hemmer über 3–4 Tage einschleichend (½ empfohlene Dosis) verabreichen.
- Blutdruck am Tag 1 und Tag 4 kontrollieren. Wenn stabil, Dosis erhöhen.

2) Yorkshire Terrier, schnüffelt länger, Herzgeräusch II/VI, kein Husten, Retinagefäße geschlängelt. Soll therapiert werden?
Blutdruck: 145/101
Normalwert Yorkshire Terrier: 121/69
Frühes Stadium einer Herzinsuffizienz. Mittelschwere diastolische Hypertonie mit Hinweis auf beginnende Endorganschädigung (Netzhautgefäße).
- Therapie mit ACE-Hemmern in empfohlener Dosierung, da Vorlast-Nachlastsenkung und gleichzeitige Blutdrucksenkung erwünscht sind.
- Blutdruckkontrolle nach 3–4 Tagen, ggf. Dosis erhöhen, bis Blutdruck im normotensiven Bereich stabilisiert ist.
- Therapiekontrolle nach Stabilisierung alle 6–12 Monate unter Einbeziehung des Blutdrucks.

4.6 Welche Bedeutung hat der Blutdruck für die Narkose?

Ein adäquater Blutdruck gewährt eine ausreichende Perfusion v. a. für Gehirn, Niere und Herz.

Alle Anästhetika und viele operative Eingriffe greifen per se massiv in das hämodynamische Gleichgewicht ein. Eine exzessive Hypotension stellt einen nicht seltenen Grund für die perioperative Morbidität dar und ist darüber hinaus die häufigste Ursache eines postoperativen akuten Nierenversagens. Somit sind die Messung und der Erhalt des systemischen Blutdrucks vor allem bei Risikopatienten extrem wichtig.

Zu schweren *Hypotensionen* kommt es im Rahmen des Schockgeschehens, bei Sepsis, bestimmten Arzneimitteln (z. B. ACE-Hemmer), zu tiefer Narkose und bei Anästhesiekomplikationen. Sie führen immer zu einer verringerten Perfusion der Vitalorgane bis hin zum Nierenschaden, zerebraler Hypoxie und Herzmuskelischämie (Carr, 1999).

Pathophysiologische Mechanismen

Die meisten Anästhesiemethoden haben gravierenden Einfluß auf das Herz-Kreislauf-System. Die Anästhetika zeigen dabei direkte oder indirekte Wirkungen am Herzrhythmus, an der Myokardfunktion oder auf den peripheren Gefäßwiderstand:

- Bei einer alleinigen **Herzfrequenzerhöhung** kommt es meist zu einem Blutdruckanstieg infolge einer sympathischen Stimulation bzw. als Kompensation.
- Eine solitär auftretende **Bradykardie** muß aber nicht zwangsläufig zu einer Blutdruckabnahme führen (Kompensationsmechanismen).
- Eine **Abnahme der myokardialen Kontraktilität** führt zu einer Verminderung des Herzminutenvolumens und damit zu einem Blutdruckabfall (negative Inotropie); eine **Verstärkung der Kontraktilität** läßt den Blutdruck ansteigen (positive Inotropie).
- Besonders starken Einfluß auf den systemischen Blutdruck hat der periphere Gefäßwiderstand: Eine Abnahme des peripheren Gefäßwiderstandes, der meist auf eine **periphere Vasodilatation** zurückzuführen ist, hat eine Blutdrucksenkung zur Folge, ein **vasokonstriktionsbedingter Anstieg des Gefäßwiderstandes** führt zu einer Blutdruckerhöhung.
- **Schmerzreize** während der Anästhesie und das **Aufwachen aus der Narkose** regen das sympathische Nervensystem an und bedingen normalerweise einen Blutdruckanstieg.
- **Volumenmangel** führt zum Blutdruckabfall und zum Herzfrequenzanstieg, **Volumensubstitution** erhöht den Blutdruck bei gleichzeitiger Reduktion der Herzfrequenz.

Unter Narkose kommt es also in erster Linie durch die diversen Anästhetika selbst oder sekundär durch die von ihnen verursachte Beeinflussung der Vitalfunktionen zu raschen und mehr oder weniger schwerwiegenden Änderungen der Hämodynamik, deren **bedeutendster, multifaktorieller Parameter der Blutdruck** ist. Dies stellt sich dann als *Hypotonie* dar.

> **Deshalb bedarf jede Anästhesie der möglichst kontinuierlichen Überwachung des Blutdrucks.**

> Ursachen einer **Hypotonie** während der Narkose:
> - direkte Anästhetikawirkung;
> - zu tiefe Anästhesie;
> - Blutverlust;
> - assistierte, kontrollierte Beatmung;
> - Lagerungsproblematik (Druck auf die großen Bauchvenen z. B. durch graviden Uterus);
> - Epiduralanästhesie;
> - Vorbehandlung mit ACE-Hemmern etc. (evtl. vor OP absetzen).

Die *Hypertonie* ist nur selten ein echtes Problem während der Narkose. Tritt sie auf, so ist dies meist ein Zeichen einer zu flachen Anästhesie und dem damit verbundenen Empfinden von Schmerzen und/oder einer versehentlichen Überinfusion. Auch kann es während Operationen mit akuter arterieller Stauung oder Blutflußerhöhung (z. B. OP des Ductus botalli) dazu kommen (Bohn, 1989).

Ernste Hypertonieprobleme sind eher der Ausdruck oder die Ursache chronischer Erkrankungen (z. B. Niereninsuffizienz, zerebrovaskuläre Erkrankungen) (Littman und Dobratz, 1995).

> Ursachen einer **Hypertonie** während der Narkose:
> - flache Anästhesie;
> - Schmerzen;
> - Überinfusion;
> - OP-bedingte akute arterielle Stauung/Blutflußerhöhung;
> - chronische Erkrankungen.

A) Unmittelbare und mittelbare Einflüsse verschiedener Anästhetika auf die Hämodynamik

a) Sedativa:
- Die **Neuroleptika** (Butyrophenone wie Azaperon oder Droperidol, Phenothiazine wie Acepromazin oder Propionylpromazin) führen wegen der starken peripheren Vasodilatation zur oft **stundenlangen Blutdrucksenkung**.
- Die Höhe der Dosis bestimmt die Dauer dieser Nebenwirkung, d. h., um die Wirkung möglichst kurz zu gestalten, sollten nur Minimaldosierungen eingesetzt werden (z. B. Acepromazin 0,02 mg/kg statt 0,1–0,5 mg/kg) (Paddleford und Erhardt, 1992).
- Die Applikationsart (i. m., i. v.) bestimmt wegen der unterschiedlichen Resorptionszeit die Geschwindigkeit des Auftretens von Blutdruckänderungen. Die Möglichkeit der Kompensation ist bei langsamer Resorption verbessert und die Schwere der Auswirkung damit herabgesetzt.
- Die α_2-**Agonisten** (z. B. Xylazin, Medetomidin) wirken stark negativ inotrop, da sie die Herzfrequenz und die Herzmuskelkontraktilität stark herabsetzen.
  Xylazin induziert zunächst eine Vasokonstriktion, die zu einem **kurzzeitigen Blutdruckanstieg** und wegen der geringen α_2-Selektivität **dann** zu einem lang andauernden **Blutdruckabfall** führt. Auch Extrasystolen können auftreten (v. a. in Kombination mit Inhalationsanästhesie).
  Medetomidin erzeugt wegen der hohen α_2-Selektivität einen **länger anhaltenden Blutdruckanstieg, der dann langsam** wieder zum **physiologischen Druck** absinkt (Scabell et al., 1999).
- Der Abfall der Pulsfrequenz kann durch die zentrale Reduktion der Sympathikusaktivität sowie den Anstieg des Vagotonus erklärt werden. Zusätzlich wird durch die Aktivierung der peripheren α_2-Rezeptoren eine Vasokonstriktion mit folgendem Blutdruckanstieg bewirkt, der wiederum zu einer reflektorischen Abnahme der Herzfrequenz führt.

- Eine Aufhebung dieser Wirkung kann durch kompetitive Antagonisten erzielt werden (Vainio und Palmu, 1989; Schmidt-Oechtering und Becker, 1992). Allerdings kommt es in Kombinationsanästhesien direkt nach der vollständigen Antagonisierung zunächst zu einem kurzfristig noch stärkeren Abfall des Druckes, der vermutlich auf die vasodilatierende Wirkung durch die α_2-Antagonisierung zurückzuführen ist (Henke et al., 2000a).
- Die **Benzodiazepine** (Diazepam, Midazolam) verursachen – alleine verabreicht – keine Veränderungen der Hämodynamik.
- Sie sind deshalb prinzipiell **am besten für Risikopatienten** geeignet (Erhardt et al., 1988).
- Allerdings können sie durchaus die kreislaufdeprimierenden Wirkungen anderer Anästhetika verstärken.

b) Hypnotika:

- Die **Barbiturate** (Thiamylal, Thiopental, Narcobarbital) wirken in der **Initialphase blutdrucksenkend**.
- Erfolgt keine Nachdosierung, so kommt es im Verlauf der Narkose zu einer Stabilisierung des Blutdrucks auf nahezu physiologisches Niveau.
- **Imidazole** (Metomidat, Etomidat) verursachen nur **geringe Blutdrucksenkungen**, wobei sie wegen der Hemmung der Cortisolsynthese sehr kritisch zu beurteilen sind.
- **Propofol** führt ebenfalls zu **kurzfristigen Blutdrucksenkungen** bei jeder Nachinjektion.
- Es hat sich bewährt, vor allem bei Risikopatienten das Propofol als Dauertropfinfusion zu verabreichen, die dann zu stabileren Kreislaufverhältnissen führt (Henke et al., 1995). Dieses System der DTI findet in Kombination mit einer DTI mit Fentanyl bei der sog. TIVA seinen Haupteinsatz.
- Das Steroidanästhetikum **Alfaxolon/Alphadolon** zeichnet sich durch eine nur minimale Beeinflussung des Herz-Kreislauf-Systems aus (Hall und Clarke, 1991).
- Bei subjektiver Überdosierung kommt es zu einem massiven Abfall des HMV, des SV und des peripheren Gefäßwiderstandes. Eine strenge Dosierung nach Wirkung ist wichtig.
Die Prämedikation eines Sedativums ist zu empfehlen, v. a. nach Acepromazingabe ist die sonst immer zu beobachtende Histaminausschüttung stark reduziert. Von einer Kombination mit anderen Injektionsanästhetika ist abzuraten.

c) Analgetika:

- Die **Opioide** (Fentanyl, Piritramid, l-Methadon) verursachen für gewöhnlich bei leichter Herzfrequenzsenkung **keinen Blutdruckabfall**.
- Erst bei starker Überdosierung kann es zu massiven Bradykardien und Tonusabsenkung der Gefäßmuskulatur (Reduktion des peripheren Gefäßwiderstandes) mit Hypotonie kommen (Jurna, 1992).
- Um dem entgegenzuwirken, ist dem l-Methadon im Präparat Polamivet® ein atropinähnlicher Stoff (Fenpipramid) zugegeben.
- **Ketamin** induziert einen **Anstieg** der Herzfrequenz, des Herzminutenvolumens,

der Koronardurchblutung und **des Blutdrucks** durch die direkte periphere Freisetzung von Katecholaminen und die zentrale Sympathikusaktivierung (Schmid, 1980).
- Unter Inhalationsanästhesie heben sich diese positiven Effekte von Ketamin weitgehend auf (Paddleford und Erhardt, 1992).

d) **Inhalationsanästhetika** (Alef, 1999):
- Prinzipiell wirken alle Inhalationsanästhetika sowohl atem- als auch kreislaufdepressiv und damit blutdrucksenkend. Sie unterscheiden sich allerdings im Mechanismus ihrer Kreislaufwirkungen.
- Während **Halothan** eher myokarddepressiv wirkt, agiert **Isofluran** in erster Linie als peripherer Vasodilatator. Damit erreichen sie einen ähnlichen Grad der Kreislaufdepression.
- Zusätzlich sensibilisiert **Halothan** das Herz gegen endogene und exogene Katecholamine. Dadurch kann es zu schweren Rhythmusstörungen kommen.
- **Desfluran** bewirkt durch Sympathikusaktivierung eine Tachykardie. **Lachgas** (N_2O) hat nur eine geringe kreislaufdepressive Wirkung. Es wirkt dosisabhängig schwach negativ inotrop.
- **Sevofluran** wirkt am Herzmuskel von Mensch und Hund negativ inotrop. Die Myokarddepression entspricht der von Isofluran und ist damit deutlich geringer als die von Halothan. Die Herzfrequenz steigt häufiger als unter Isofluran an. Ventrikuläre Arrhythmien treten extrem selten auf (Tacke et al., 1998). Der Blutdruck wird evtl. stärker gesenkt als unter Isofluran (Kazama und Ikeda, 1988). Der periphere Gefäßwiderstand und das HMV nehmen in gleicher Weise wie unter Isofluran ab (Tacke et al., 1998).

B) Blutdrucksenkung unter Epiduralanästhesie

- Unter Epiduralanästhesie mit z. B. **Lidocain** oder **Bupivacain** kann es zu **massiven Blutdruckabfällen** kommen, die prophylaktisch mit Sympathikomimetika wie Amezinium (Regulton®) verhindert werden können.

C) Beeinflussung des Blutdrucks durch Überdruckbeatmung

- Unter künstlicher Beatmung kann es durch Kompression der V. cava und der Lungenkapillaren zu einer Einschränkung des venösen Rückflusses und damit zur Verminderung der Vorlast (Preload) kommen (Blutdruck ↓).
- Es sollte deshalb darauf geachtet werden, daß die Inspirationsphase höchstens ⅓ des Atemzyklus ausmacht und daß der positiv endexspiratorische Druck (PEEP), der die Lungenalveolen geöffnet halten soll, nicht über 3 cm H_2O ansteigt.

Tabelle 4-1 Herz-Kreislaufwirkungen der Anästhetika

	Herzfrequenz		Art. Blutdruck		TPW		HMV		Herz-kontraktilität		Applikation
	initial	später	initial	später	initial	später	initial	später	initial	später	
Neuroleptika	↓	=	→	→	→	→	→	=	=	=	Niedrigste Dosierungen i.m.
Benzodiazepine	=	=	=	→	=	=	=	=	=	=	i.v. oder i.m.
α₂-Agonisten • Xylazin	↓↓	→	↑↓	→	↑↓	→	→	→	→	→	Besser i.v. als i.m., da weniger Erbrechen
• Medetomidin	↓↓	→	↑↓	=	↑↓	=	↑↓	←	→	→	
Barbiturate	↑	=	→	=	→	=	→	=	→	=	Langsam i.v.
Propofol	↑	=	→	=	→	=	→	=	→	=	Zügig i.v.
Alfaxolon/Alphadolon	↑	←	→	=	→	=	→	→	=	=	Zügig i.v.
Opioide	→	→	→	←	←	←	=	←	=	=	i.v.
Ketamin	←	←	←	←	←	→	↑↓	↑↓	=	=	i.m., i.v.
Halothan	→	←	→	→	→	→	→	→	↑↓	→	In Kombination mit Injektionsanästhetika
Isofluran	←	←	→	→	↓↓	→	→	→	→	→	In Kombination mit Injektionsanästhetika
Sevofluran	←	←	→	↑↓	↑↓	↑↓	→	→	→	→	In Kombination mit Injektionsanästhetika
Desfluran	↑↑	←	→	→	→	→	→	→	→	→	In Kombination mit Injektionsanästhetika

↑ = Anstieg, ↓ = Abfall, = keine Veränderung

D) Narkoserisiko Schock: Blutdruckverhalten und dessen Ursachen

- Außer im septischen Schock, dem eine hyperdyname Phase vorangeht, kommt es in der **Frühphase** des allgemeinen Schockgeschehens (Volumenmangelschock z. B. durch intraoperativen Blutverlust) zu einer **Blutdrucksenkung,** die **reflektorisch** durch eine Zentralisation des Kreislaufes mit peripherer Vasokonstriktion, Erhöhung der Nachlast (Afterload) und einer **zentralen Blutdrucksteigerung** kompensiert wird.
- Diese Blutdrucksteigerung ist naturgemäß dann nur in den großen, schwächer mit Gefäßmuskulatur versehenen Arterien nachzuweisen.
- Die Kompensationsmechanismen sind während einer Anästhesie in vielen Fällen ausgeschaltet oder nur schwach ausgeprägt.
- In den **Phasen des fortgeschrittenen Schocks** entstehen dann (abhängig vom Grad des relativen oder absoluten Volumenmangels und der Menge anfallender Toxine und vasoaktiver Substanzen) **anhaltende Blutdrucksenkungen,** wiederum mit peripherer Vasodilatation (relativer Volumenmangel).
- **Intraoperativ anhaltende Hypotonien sind die häufigste Ursache von postoperativem akutem Nierenversagen.**
- Durch eine zu schnelle Applikation mancher Anästhetika kann es direkt zu Schockerscheinungen kommen.

4.6.1 Präanästhetische Untersuchung

Zur präanästhetischen Untersuchung sollte neben der Erfassung des Signalements und der Anamnese genauso die Beurteilung des hämodynamischen Zustandes erfolgen:
- Adspektion der Schleimhautfarbe;
- Bestimmung der kapillären Füllungszeit (KFZ);
- Auskultation des Herzens;
- Palpation des Pulses;
- nichtinvasive Messung des Blutdrucks.

Hilfreich ist es dabei, auf evtl. schon früher erfaßte Werte zurückgreifen, um Vergleiche anstellen zu können. In bestimmten Fällen kann die Beurteilung des Blutdruckverlaufes wertvolle Rückschlüsse auf eine verborgene systemische Erkrankung, die die Anästhesieführung wesentlich mitbestimmen kann, geben.

Klinische Zeichen einer massiven Hypotonie sind:
- KFZ verlängert (> 2 s);
- kalte Akren;
- verringerte oder fehlende Urinproduktion;
- blasse und verwaschene (livide) Schleimhäute.

Ein absoluter oder relativer Volumenmangel muß unbedingt vor der Narkose festgestellt und nach Möglichkeit ausgeglichen werden. Als Maß für den Hydratationszustand gilt der Hämatokrit, der zwischen 30 und 45 % liegen sollte. In jedem Falle ist eine Infusionsmenge von 10 ml/kg KG/h intravenös zu verabreichen.

Bei akutem Volumenmangel mit Hypotonie sollte bis zur Normalisierung des Kreislaufs (Blutdruck > 90/60, gut palpierbarer Puls ~ SAD von 90–100 mmHg, normale kapilläre Rückfüllungszeit < 2 s) Flüssigkeit infundiert werden. Dazu sind intravasal verbleibende kolloidale Plasmaexpander geeignet (HAES® 5–20 ml/kg KG/Tag). Allerdings sei hier vor einer Überfüllung des Kreislaufs gewarnt (Gefahr von Hypertonie, Lungenödem, subkutanes Ödem). Daher muß nach Erreichen eines normovolämischen Zustandes die renale Ausscheidung (ca. 2 ml/kg KG/h) überprüft und bei Oligurie oder Anurie in Gang gebracht werden.

> **Diese Voruntersuchungen dienen in ihrer Gesamtheit der Bestimmung der Narkosefähigkeit!**

4.6.2 Blutdruckmessung als Narkoseüberwachung

> **Die Blutdruckmessung ist ein wertvolles System zum Anästhesiemonitoring (v. a. zum Erkennen der Hypotonie) und zur Überwachung von Intensivpatienten, v. a. um Komplikationen wie Nierenversagen oder multiples Organversagen zu reduzieren (Carr, 1999).**

Während der Narkose ist es zumeist nicht möglich, sich allein an klinischen Zeichen zu orientieren, weil der Patient nicht optimal zugänglich ist, bzw. die Anästhetika selbst die klinische Situation sehr stark verändern und das Reflexverhalten modifiziert und unterdrückt wird. Die Blutdruckmessung ist daher ein wichtiger Parameter im Rahmen des Anästhesiemonitorings.

Die meisten Anästhesieformen verändern den arteriellen Blutdruck. Die **Anästhetika** haben dabei oft direkten Einfluß auf das Myokard, die Herzfrequenz oder den peripheren Gesamtwiderstand, wobei das Herzminutenvolumen (HMV) zumeist abnimmt, der **Blutdruck sinkt**. Eine assistierte Beatmung und ein relativer oder absoluter Volumenmangel führen zu kleinerem Schlagvolumen mit einem schmalen systolischen Peak und zur Hypotonie.

Bei **zu oberflächlichen Anästhesien** (v. a. in Einschlaf- und Aufwachphase) kommt es durch **Schmerzreize** (auch Intubation stellt starken Reiz dar!) zur Erhöhung des Sympathikotonus und damit zum **Anstieg des systemischen Blutdrucks**. Dem kann sofort durch eine Vertiefung der Narkose bzw. einer angemessenen Durchführung einer Analgesie entgegnet werden. **Bis zur Wirkung** dieser Maßnahmen, was in den meisten Fällen 2–3 min dauern kann, **müssen alle schmerzauslösenden Manipulationen eingestellt werden**.

Im folgenden werden vier typische Situationen während einer Anästhesie dargestellt, die unterschiedliche Ursachen haben können.

Indikationen für die Blutdruckmessung 89

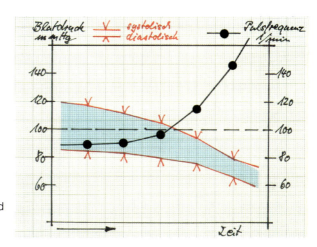

Abbildung 4-2 Hypotonie und Tachykardie (z. B. durch Blutverlust)

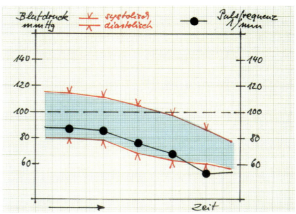

Abbildung 4-3 Hypotonie und Bradykardie (z. B. durch zu tiefe Anästhesie)

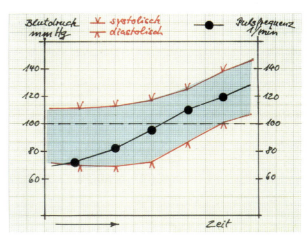

Abbildung 4-4 Hypertonie und Tachykardie (z. B. durch zu flache Anästhesie, Schmerzen)

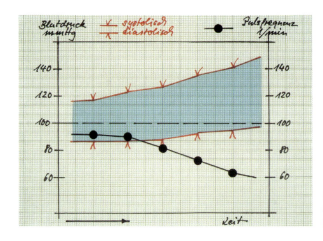

Abbildung 4-5 Hypertonie und Bradykardie (z. B. durch Hyperinfusion)

4.6.3 Sofortmaßnahmen

Die Veränderungen des Blutdrucks, v. a. die Hypotonie, bedürfen meist rascher Behandlung.

Prophylaxe:
Da es nahezu immer zu einer mehr oder weniger stark ausgeprägten Hypotonie in der Anästhesie kommt, muß dem im Gesamtkonzept einer Anästhesie Rechnung getragen werden. Dies bedeutet:
- jedes Tier bekommt einen sicheren, möglichst großlumigen venösen Zugang;
- jedes Tier wird zumindest in der Höhe seines Erhaltungsbedarfes (10 ml/kg/h) infundiert;
- jedes Tier sollte auch hinsichtlich des Blutdrucks überwacht werden.

Ändert sich der stabile Kreislaufzustand, so muß sofort gehandelt werden.

Therapie der intraoperativen Hypotonie:
Abstellen bekannter Ursachen:
- Die Anästhetikazufuhr ist bei zu tiefer Anästhesie zu drosseln (besonders die Dosierung der Inhalationsanästhetika muß dabei beachtet werden!).
- Bei beatmeten Patienten ist der Beatmungsdruck zu reduzieren, v. a. in der Inspirationsphase, ggf. der PEEP zu senken.
- Wenn möglich, sollte eine Lageveränderung (evtl. Halbseitenlage oder Beckenhochlage) durchgeführt werden.

Infusionstherapie:
- Schnelles Anheben des Blutdrucks durch Infusion (zunächst unspezifisch Ringer-Laktat-Lösung) mit ca. 20–30 ml/kg/h, allerdings nur Halbwertszeit (HWZ) von 30 min;

- bei Blutverlust über 30 %: Bluttransfusion;
- die Urinproduktion muß im akuten Notfall unbedingt überwacht und bei Verringerung therapiert werden.

Wichtig: Systolische und diastolische Druckwerte ständig kontrollieren.

Bluttransfusion:
Bei anämischen Zuständen (Hämatokrit < 20 %, Hämoglobin < 7 g/dl mit tierartlichen Variationen) oder einem Blutverlust von mehr als 30 % der zirkulierenden Blutmenge sollte eine Transfusion von homologem Blut durchgeführt werden. Die Verträglichkeit von Fremdblut ist bei Erstkontakt im allgemeinen gut. Eine Sensibilisierung kann jedoch stattfinden, so daß im Wiederholungsfall mit einer anaphylaktoiden Reaktion gerechnet werden muß.

Um Unverträglichkeitsreaktionen zu vermeiden, können Verträglichkeitsprüfungen eingesetzt werden.

1) In vivo:
Dabei wird Fremdblut (ca. 1 ml/kg KG) i.v. injiziert und über 10 min Kreislauf und Atmung beobachtet.
Eine Unverträglichkeit zeigt sich in:
- Tachykardie;
- Tachypnoe;
- Unruhe;
- eventuell Quaddelbildung der Haut;
- Salivation.

Im Falle einer solchen anaphylaktoiden Reaktion sollten Notfallmaßnahmen eingeleitet werden:
1. Erhöhung des inspiratorischen Sauerstoffgehaltes;
2. Antihistaminika (z. B. Dimetindenmaleat) und Kortikoide (Hydrocortison, Dexamethason, Methylprednisolon);
3. rasche Infusionstherapie;
4. Theophyllin zur Behandlung eines Bronchospasmus;
5. bei Herzstillstand zentralvenöse oder intrabronchiale Verabreichung von Adrenalin und Herzmassage.

2) In-vitro-Kreuzprobe:
Dies wird mit Antiseren (teilweise käuflich zu erwerben) durchgeführt und ist vorteilhafter, da es ungefährlicher ist, ist aber auch aufwendiger.

Transfundiert wird heparinisiertes, frisch entnommenes oder ACD-stabilisiertes Blut. Die Transfusionsmenge richtet sich nach dem Blutverlust (z. B. nach der Blutmenge im OP-Sauger), oder bei nicht bekanntem Blutverlust können als Dauertropftransfusion 8–20 ml/kg/h gegeben werden.
Es gilt die Regel:

2 ml Vollblut/kg KG erhöhen den Hämatokrit eines Empfängers um 1% (bei einem Hämatokrit von 40%).

Zur Abpufferung des niedrigen pH von ACD-Blut sollten pro 1000 ml Transfusat 50 ml einer 8,4%igen NaHCO$_3$-Lösung i. v. verabreicht werden.

Medikamentöse Blutdrucksteigerung:
- Bei Bradykardie oder hämodynamisch wirksamen Extrasystolen Atropin ca. 0,02 mg/kg, nach ca. 2–3 min beim Hund Exzeßtachykardie (Erhardt et al., 1990).
- Prophylaktischer Einsatz eines Dopamindauertropfes (0,002–0,005–0,01 mg/kg/min. Mischung: 50 mg Dopamin auf 500 ml Ringer-Laktat) nach Wirkung (d. h. Pulsfrequenzerhöhung).
- Vasoaktive Substanzen (z. B. Norfenefrin) bewirken eine periphere Vasokonstriktion (Blutdruckmessung manchmal schwierig) und können nach vorheriger Volumensubstitution eingesetzt werden.
- Bei Überdosierung von α$_2$-Agonisten, Opiaten oder Benzodiazepinen kann auch Antagonisierung (entsprechend mit Atipamezol, Naloxon oder Flumazenil) erwogen werden.

Sofortmaßnahmen bei Hypotonie	
Prophylaxe	**Therapie**
i.v. Zugang	Anästhetikazufuhr drosseln
Infusion gemäß Erhaltungsbedarf (10 ml/kg/h) bis zur Verbesserung der Pulsqualität	Bei Beatmung Druck reduzieren
Überwachung der hämodynamischen Parameter, v. a. systemischer Blutdruck	Lageveränderung des Patienten am OP-Tisch
	Infusionstherapie: 20–30 ml/kg/h Ringer-Laktat 5–20 ml/kg/d HAES Bluttransfusion 8–20 ml/kg/h
	Medikamente: Dopamin-DTI: 0,002–0,005–0,01 mg/kg/min Norfenefrin: 0,05–0,1 mg/kg i. v. Antagonisierung: Naloxon: 0,003–0,02 mg/kg i. v. Flumazenil: 0,03 mg/kg i. v. Atipamezol ml-Äquivalent zu Medetomidin

5 Behandlung von Hypertonie und Hypotonie

F. R. Ungemach

5.1 Hypertonie

Therapieziel
Ziel der therapeutischen Maßnahmen ist die Vermeidung von Hochdruckkomplikationen, insbesondere von Endorganschäden. Anzustreben ist die Blutdrucknormalisierung und – falls möglich – eine Rückbildung von bereits bestehenden Endorganschäden.

5.1.1 Wann ist eine Behandlung des Bluthochdrucks angezeigt?

Die Indikation für eine Hochdruckbehandlung und deren Erfolg sind nur auf der Basis wiederholter Blutdruckmessungen festzustellen (Weißkittelhypertonie in der Praxis). Jede chronische arterielle Hypertonie erfordert eine individuelle Behandlung.

Milde Hypertonie (Blutdruck > 150/95)

Eine medikamentöse Behandlung ist nur erforderlich, wenn
- durch nichtmedikamentöse Allgemeinmaßnahmen (s. 5.1.2) oder Behandlung der Grundkrankheit der Blutdruck nicht innerhalb von 4 Wochen gesenkt werden kann,
- eine Progression der Hypertonie festgestellt wird,
- Endorganschäden vorhanden oder wahrscheinlich sind (hohes Gesamtrisiko).

Mittelschwere Hypertonie (Blutdruck > 160/100)

Wenn erhöhte Blutdruckwerte durch Kontrollmessungen innerhalb weniger Tage bestätigt werden. Einleitung einer medikamentösen Therapie zusammen mit nichtmedikamentösen Allgemeinmaßnahmen, wenn
- Endorganschäden vorhanden oder wahrscheinlich sind;
- Behandlung der Grundkrankheit den Blutdruck nicht ausreichend senkt (10–14 Tage).

Schwere Hypertonie (Blutdruck > 180/120)

In der Regel ist eine sofortige medikamentöse Therapie unter Blutdruckkontrolle notwendig sowohl bei diastolisch-systolischer als auch bei isolierter diastolischer oder systolischer Hypertonie zur Verhinderung der Entstehung oder Progression von Endorganschäden.
Behandlung der Grundkrankheit, falls möglich.

5.1.2 Nichtmedikamentöse Allgemeinmaßnahmen

- Reduzierung von Übergewicht (s. Anhang);
- Kochsalzrestriktion;
  (Nutzen, v. a. bei Gabe von ACE-Hemmern, fraglich);
- Cave: zu starke Restriktion ⇒ Stimulierung des Renin-Angiotensin-Aldosteron-Systems (RAAS) ⇒ weitere Verschlechterung der Situation, damit kontraproduktiv);
- eine der Grundkranheit angepaßte Diät (s. Anhang);
- Ausschaltung von Risikofaktoren (konsequente Behandlung der Grundkrankheit);
- Überprüfung der Indikation laufender Therapien mit potentiell blutdrucksteigernden Pharmaka (s. 5.3).

5.1.3 Medikamentöse Hochdrucktherapie

Wirkstoffgruppen von Antihypertensiva
- ACE-Hemmer
- Angiotensin II-Rezeptorantagonisten
- Calciumkanalblocker („Calciumantagonisten")
- β-Adrenolytika („Betablocker")
- α-Adrenolytika (unspezifische „Alpha-1- und -2-Blocker", selektive „Alpha-1-Blocker")
- Antisympathotonika (bevorzugt an α_2-Adrenozeptoren wirkende Agonisten)
- Vasodilatatoren (unspezifische)
- Diuretika (Saluretika)

Unterstrichene Wirkstoffgruppen werden bei Hund und Katze bevorzugt.
Vorteile: ausreichende therapeutische Breite,
  keine zentralnervösen Nebenwirkungen.

5.1.4 Behandlungsschema

Therapie immer als **Monotherapie** (ACE-Hemmer oder Calciumkanalblocker oder eventuell β-Adrenolytikum) und mit niedriger Dosierung beginnen:
  Gefahr zu schneller Blutdrucksenkung bei zu hoher Dosierung oder bei kombinierter Gabe anderer Vasodilatatoren und Diuretika:
  - Sedation;
  - verringerte Nierendurchblutung ⇨ Einschränkung der Nierenfunktion
    (bei Vorliegen von Nierenschäden: eventuell bereits initial Dosisanpassung);
  - verringerte Coronardurchblutung.
  Unter Blutdruckkontrolle kann die Dosis ggf. erhöht werden.

Falls keine ausreichende Blutdrucksenkung im therapeutischen Dosisbereich zu erzielen ist:

⇨ **Zweierkombination,** auch mit einem Diuretikum
oder
Dreierkombination z. B. ACE-Hemmer + Calciumkanalblocker + Saluretikum (in Veterinärmedizin wenig gebräuchlich).
Sinnvoll sind nur Kombinationspartner mit unterschiedlichen Angriffspunkten.
Vorteile von Kombinationen:
- Dosierung und unerwünschte Wirkungen der einzelnen Kombinationspartner können gering gehalten werden;
- Gegenregulationen werden gegenseitig aufgehoben, z. B.
  - Saluretika (RAAS ↑) zusammen mit ACE-Hemmern (RAAS ↓) oder β-Adrenolytika (RAAS ↓);
  - Dihydropyridin-Calciumkanalblocker (reflektorische Tachykardie) zusammen mit β-Adrenolytika (Senkung der Herzfrequenz).

Nach Erreichen des Therapieziels (deutliche Senkung oder Normalisierung des Blutdrucks):
- Fortführung der Therapie bei Herzinsuffizienz oder chronischer Niereninsuffizienz mit eventuell reduzierter Dosis.
- Bei anderen Krankheitskomplexen (z. B. Hyperthyreose) Überprüfung der Notwendigkeit einer weiteren antihypertensiven Therapie durch Dosisreduktion, Auslaßversuch und, falls möglich, Absetzen bei konsequenter Weiterbehandlung der Grundkrankheit.
- Antihypertensiva sollten immer ausschleichend abgesetzt werden: (je nach Therapiedauer und Dosishöhe bis zu vier Wochen) plötzliches Absetzen ⇨ „Rebound"-(Entzugs-)Syndrom (vor allem nach β-Adrenolytika und α$_2$-Adrenozeptor-Agonisten).
Symptome: Unruhe, Tachykardie, hypertensive Krise, Hyperthyreoidismus (nach Absetzen von β-Adrenolytika).

Tabelle 5-1 Antihypertensiva: Wirkstoffe, Präparatenamen (Auswahl) und Zulassungsstatus

Wirkstoff	Präparatename	Zulassungsstatus
Amilorid	Moduretic (Kombination)	Mensch
Amlodipin	Norvasc	Mensch
Atenolol	Tenormin	Mensch
Benazepril	Fortecor	Hund
Captopril	Lopirin	Mensch
Clonidin	Catapressan	Mensch
Diazoxid	Hypertonalum	Mensch
Dihydralazin	Nepresol	Mensch
Diltiazem	Dilzem	Mensch
Enalapril	Enacard, Cardiovet	Hund
Furosemid	Dimazon	Hund, Katze

Tabelle 5-1 (Fortsetzung) Antihypertensiva: Wirkstoffe, Präparatenamen (Auswahl) und Zulassungsstatus

Wirkstoff	Präparatename	Zulassungsstatus
Glycerolnitrat	Nitrolingual infus.	Mensch
Hydrochlorothiazid	Vetidrex	Hund, Katze
Losartan	Lorzaar	Mensch
Nifedipin	Adalat	Mensch
Nitroprussidnatrium	Nipruss	Mensch
Phenoxybenzamin	Dibenzyran	Mensch
Phentolamin	außer Handel	
Pimobendan	Vetmedin	Hund
Prazosin	Minipress	Mensch
Propranolol	Dociton	Mensch
Quinapril	Accupro	Mensch
Ramipril	Vasotop	Hund
Spironolacton	Aldactone	Mensch
Triamteren	Jatropur	Mensch
Uradipil	Ebrantil	Mensch
Valsartan	Diovan	Mensch
Verapamil	Isoptin	Mensch

5.1.5 Therapie eines hypertensiven Notfalls

Bei krisenhaft stark erhöhtem Blutdruck mit Gefahr akuter Endorganschäden (Hirnblutung, Lungenödem, Aortenaneurysma) wird eine sofortige Blutdrucksenkung erreicht mit:

- **Nitroprussid-Natrium:**
  Hund, Katze: i.v. Infusion von 1–3 (bis 10) µg/kg/min unter Blutdruckkontrolle
- **Nifedipin:**
  Hund: 0,01 mg/kg i.v., bis 0,5 mg/kg oral (Wirkungsbeginn nach ca. 20 min)
- **Dihydralazin:**
  Hund, Katze: 0,1–0,5 mg/kg i.v.
- **Glycerolnitrat** (Nitroglycerin):
  Hund: i.v. Infusion von 1–3 µg/kg/min
- **Furosemid** zusätzlich unterstützend:
  Hund, Katze: 1–2 mg/kg i.v. (nicht bei dehydrierten Patienten), eventuell erhöhte Dosis bei Hyperhydratation und eingeschränkter Nierenfunktion

In der Humanmedizin bei Blutdruckkrisen außerdem eingesetzte Antihypertensiva (keine gesicherten Dosierungsempfehlungen für Tiere): Clonidin (bevorzugt an α_2-Adrenozeptoren wirkender Agonist), Diazoxid (Benzothiadizin-Diuretikum mit Kaliumkanal-öffnender Wirkung), Uradipil (peripheres α_1-Adrenolytikum und zentraler 5-HT_{1A}-Agonist).

Nach Normalisierung des Blutdrucks oder Absenkung unter 170/110 Fortführung mit oraler Verabreichung von Antihypertensiva.

5.1.6 Blutdrucksenkung bei Phäochromozytom

Pharmakotherapie 10–14 Tage vor chirurgischer Entfernung und intraoperativ sowie bei Inoperabilität zur Vermeidung lebensbedrohlicher Blutdruckkrisen durch Katecholaminausschüttung:

- **unspezifische α-Adrenolytika:**
  Phenoxybenzamin:
  Hund: 0,2–1,0 mg/kg zweimal täglich oral
- **α_1-Adrenolytika:**
  Prazosin:
  Hund: 0,1 mg/kg zwei- bis dreimal täglich oral
  Uradipil:
  keine Erfahrung bei Tieren
- Kombination mit **β-Adrenolytika** zur Senkung der Tachykardie:
  z. B. Propranolol:
  Hund: 0,2–1,0 mg/kg dreimal täglich oral
  α_2-Adrenozeptor-Antagonisten (z. B. Clonidin) sind kontraindiziert.

5.1.7 Blutdrucksenkung bei Herzinsuffizienz

Indikation
- Dilatative Kardiomyopathie, Mitralklappeninsuffizienz (Hund und Katze);
- hypertrophe Kardiomyopathie der Katze;
- funktionelle linksventrikuläre Hypertrophie als Folge der Hypertonie.

Kontraindikation
- Obstruktive hypertrophische Kardiomyopathie (stenotische Ursachen).

Therapie und -prinzip
Basistherapie mit blutdrucksenkenden Pharmaka, die Vorlast und Nachlast des Herzens senken, z. T. in Kombination mit Diuretika;
positiv inotrop wirkende Pharmaka (z. B. Herzglykoside)

- bis zum Schweregrad (Dekompensationsgrad DG) III-IV nicht erforderlich,
- bei hypertropher Kardiomyopathie kontraindiziert.

- dilatative Kardiomyopathie, Mitralklappeninsuffizienz (Hund und Katze)
  Erste Priorität: Kreislaufentlastung des Herzens durch Senkung von Vorlast und Nachlast
  primär: arterielle und venöse Vasodilatatoren;
  ACE-Hemmer:
  arterielle Vasodilatation ⇨ Nachlast ↓; venöse Vasodilatation ⇨ Vorlast ↓
  Blutvolumen ↓ ⇨ Vorlast ↓;
  als Monotherapie bis Schweregrad III.

Folgende Pharmaka sind wegen kardiodepressiver Wirkung kontraindiziert bei dilatativer Kardiomyopathie:
Calciumkanalblocker, β-Adrenolytika
(erste Ergebnisse beim Menschen zeigen bei bestimmten Formen der idiopathischen dilatativen Kardiomyopathie einen protektiven Effekt von niedrig dosierten kardioselektiven β-Adrenolytika ohne intrinsische sympathomimetische Aktivität (z. B. Bisoprolol, Metoprolol) durch Hochregulation kardialer β-Adrenozeptoren).

Kombination ACE-Hemmer mit Diuretikum
ab Schweregrad III: Saluretika: Blutvolumen ↓ ⇨ Vorlast ↓
Langzeit: peripherer Widerstand ↓ ⇨ Nachlast ↓

Zweite Priorität: Stärkung der Herzkraft (positiv inotrope Wirkung).
- **Pimobendan**
  arterielle Vasodilatation ⇨ Nachlast ↓; venöse Vasodilatation ⇨ Vorlast ↓
  stark positiv inotrop ⇨ Kontraktilität ↑
  ab Schweregrad III bzw. wenn Einschränkung der Kontraktilität echokardiographisch nachgewiesen
- **Herzglykoside** (Digoxin, Metildigoxin)
  positiv inotrop ⇨ Kontraktilität ↑;
  negativ chronotrop ⇨ Sauerstoffbedarf ↓;
  Langzeit: Blutvolumen ↓ ⇨ Vorlast ↓;
  ungünstiges hämodynamisches Profil:
  verzögerte Senkung der Vorlast, keine Senkung der Nachlast
  ab Schweregrad III-IV.

Positiv inotrop wirkende Pharmaka sind nur bei manifester Herzinsuffizienz mit Gefahr einer Dekompensation erforderlich sowie Herzglykoside bei Vorliegen von Vorhofflattern, -flimmern.

Hypertrophe Kardiomyopathie der Katze:
1. Senkung der Herzfrequenz und Kontraktilität durch β-Adrenolytika (Propranolol, Atenolol) oder kardial wirksame Calciumkanalblocker (Verapamil, Diltiazem).

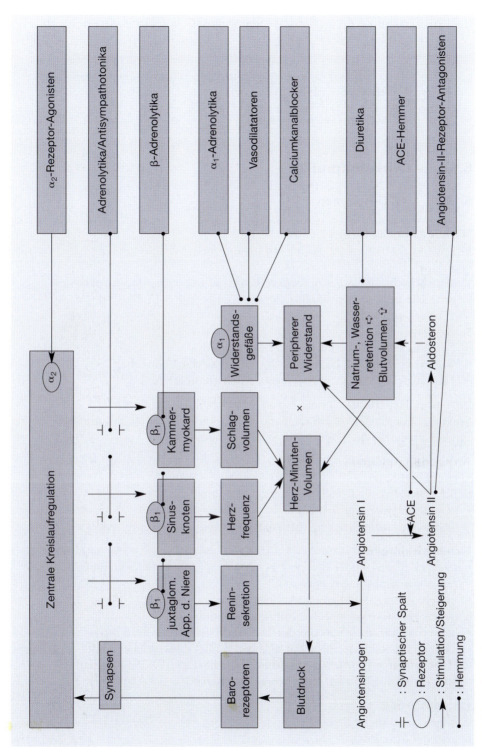

Abbildung 5-1 Pharmakologische Angriffspunkte von Antihypertensiva in der Kreislaufregulation

2. **ACE-Hemmer**, eventuell in Kombination mit Diuretika (s. o.).
Kontraindiziert sind positiv inotrop wirkende Pharmaka (z. B. Herzglykoside, Pimobendan).

> Vor und während jeder kardialen Therapie Blutdruckmessen und ggf. situationsbedingt Dosis anpassen (hyper-, normo-, hypotone Phase).

5.1.8 Wirkstoffprofile

5.1.8.1 ACE-Hemmer

Wirkungsmechanismus (vgl. Abb. 5-1)
Hemmung des Angiotensin-Konversions-Enzyms (ACE): Angiotensin II ↓, Bradykinin ↑
⇨ Durchbrechung eines stimulierten Renin-Angiotensin-Aldosteron-Systems
⇨ arterielle **und** venöse Vasodilatation
⇨ Plasmavolumen ↓
⇨ Sympathikotonus ↓
⇨ Senkung der Vorlast **und** Nachlast des Herzens
⇨ Auswurffraktion des Herzens ↑ ⇨ enddiastolisches Volumen ↓
Myokardhypertrophie ↓, Hyperkaliämie, Arrhythmiegefahr ↓.

Bei renaler Hypertonie chronisch niereninsuffizienter Hunde:
Senkung des intraglomerulären Drucks und Hemmung von Wachstumsfaktoren, die zu glomerulärer Hypertrophie und Sklerose führen.

Anwendungsgebiete
- Hund und Katze;
- Blutdrucksenkung bei allen Hypertonieformen;
- kongestive Herzinsuffizienz bei
  dilatativer Kardiomyopathie, Mitralklappeninsuffizienz.

Nebenwirkungen
Initial nach relativen oder absoluten hohen therapeutischen Dosen: Blutdruckabfall
- red. Allgemeinbefinden, Sedation;
- Einschränkung der Nierenfunktion
  (reversible Anstiege von Harnstoff und Kreatinin);
- Dosierung abhängig von Blutdrucksituation und Komedikation, ggf. (mit Ausnahme mittelschwerer bis schwerer Hypertonie) einschleichend über 3 – 4 Tage
  Hyponatriämie (Vorsicht bei natriumarmer Diät und Diuretikagaben)
  selten: trockener Husten (Bradykinin-induziert).

Überdosierung
Große therapeutische Breite.
Symptome (reversibel):

Hypotonie mit Bradykardie, Nierenversagen, metabolische Azidose.
Behandlung: Volumenauffüllung, eventuell Dopamin.

Gegenanzeigen
Herzerkrankungen durch hämodynamisch relevante stenotische Ursachen;
strenge Indikationsstellung bei eingeschränkter Nierenfunktion, bei dehydrierten Tieren erst nach Volumenauffüllung;
trächtige Tiere (keine ausreichenden Untersuchungen).

Wechselwirkungen
Verstärkte Hyperkaliämie mit kaliumsparenden Diuretika;
verstärkter Blutdruckabfall mit anderen Vasodilatatoren und Diuretika.

> **Wirkstoffe und Dosierung**
> - **Captopril**
>   ACE-Hemmer mit kürzester Wirkung
>   Hund: 1–2 mg/kg, zwei- bis dreimal täglich oral
>   Katze: 0,5–1 mg/kg, zwei- bis dreimal täglich oral
>   Verabreichung an nüchterne Tiere, Wirkungseintritt nach ca. 2 Stunden,
>   Ausscheidung erfolgt zu 95% renal
>   ⇨ Dosisanpassung bei eingeschränkter Nierenfunktion
>   Beeinträchtigung des Geschmackssinns
>   Hinweis: **nur als Humanarzneimittel** im Handel, Umwidmung nicht erforderlich, da bessere für Tiere zugelassene ACE-Hemmer verfügbar:
> - **Benazepril**
>   Prodrug, das in wirksames Benazeprilat umgewandelt wird.
>   Hund: 0,25–0,5 mg/kg, ein- bis zweimal täglich oral
>   Katze: 0,25–0,5 mg/kg, ein- bis zweimal täglich oral
>   Wirkungseintritt nach ca. 2 Stunden,
>   Ausscheidung zu ca. 50% renal und 50% biliär
> - **Enalapril**
>   Prodrug, das in wirksames Enalaprilat umgewandelt wird.
>   Hund: 0,25–0,5 mg/kg, ein- bis zweimal täglich oral
>   Katze: 0,25–0,5 mg/kg, ein- bis zweimal täglich oral
>   Wirkungseintritt nach ca. 4–6 Stunden
>   Ausscheidung zu ca. 95% renal und 5% biliär
>   ⇨ Dosisanpassung bei eingeschränkter Nierenfunktion
> - **Ramipril**
>   Prodrug, das in wirksames Ramiprilat umgewandelt wird.
>   Hund: 0,125–0,25 mg/kg, einmal täglich oral
>   Wirkungseintritt nach ca. 4–6 Stunden
>   Ausscheidung zu 15%–30% renal und zu 70% bis über 80% biliär

5.1.8.2 Angiotensin-II-Rezeptor-Antagonisten

Wirkungsmechanismus (vgl. Abb. 5-1)
Selektive nichtkompetitive Antagonisten am Angiotensin-II-Typ I (AT_1)-Rezeptor
⇨ Aufhebung der Angiotensin-II-Wirkungen und Durchbrechung eines stimulierten RAAS, Verhinderung der Wirkung des ACE-Hemmer-resistenten über Chymase gebildeten Angiotensins II, keine Wirkung auf Bradykinin
⇨ arterielle und venöse Vasodilatation, Plasmavolumen ↓, Blutdruck ↓.

Anwendungsgebiete
Hund und Katze: keine Erfahrungen.
Mensch: leichte bis mittelschwere Hypertonie (vergleichbar wirksam wie ACE- Hemmer), möglicherweise protektive Wirkung bei Herzinsuffizienz.

Nebenwirkungen
Geringer als bei ACE-Hemmern durch fehlenden Anstieg von Bradykinin
⇨ kaum trockener Husten und angioneurotische Ödeme, geringere initiale Hypotonie.

Wirkstoffe
Candesartan, Eprosartan, Ibresartan, Losartan (Prodrug), Valsartan.
Keine Dosierungen für Hund und Katze geprüft.

5.1.8.3 Calciumkanalblocker

Wirkungsmechanismus (vgl. Abb. 5-1)
Hemmung des langsamen transmembranalen Calciumeinstroms in die Zelle über die spannungsabhängigen L-Typ-Calciumkanäle (Calciumantagonisten)
⇨ Vasodilatation an Arteriolen und Coronarien ⇨ Verminderung des peripheren Widerstands und Blutdrucksenkung,
⇨ negativ chronotrop, negativ dromotrop, negativ inotrop ⇨ antiarrhythmische, kardiodepressive Wirkung
Selektivität der Gefäß- und Herzwirkung abhängig von Wirkstoffgruppe.

Wirkstoffe
Dihydropyridine (Amlodipin, Nifedipin, Nimodipin, Nitrendipin)
vornehmlich Gefäßselektivität:
glattmuskulär erschlaffende Wirkung an Arterien, Arteriolen und Coronarien, kaum direkte Wirkung am Herzen,
(Wirkstärke vaskulär/myokardial bei Nifedipin = 15:1)
⇨ arterielle Vasodilatation und reflektorische Tachykardie.
Bei Tieren sind keine pharmakokinetischen Untersuchungen vorhanden.

Anwendungsgebiete
Hypertonie, hypertensive Krise.

Nebenwirkungen
Tachykardie, Mattigkeit, Tokolyse.

Überdosierung
Blutdruckabfall, Schockgefahr, kardiale Depression bis Herzversagen.
Behandlung: Schockbehandlung, Calciumgluconat i. v., Herzglykoside und β-Sympathomimetika.

Gegenanzeigen
Hypotonie, Schock, schwere Herzinsuffizienz, Trächtigkeit.

Wechselwirkungen
Verstärkter Blutdruckabfall mit anderen Vasodilatatoren und Diuretika, Erhöhung des Plasmaspiegels von Digoxin, Verminderung der Reflextachykardie und Verstärkung der Blutdrucksenkung durch β-Adrenolytika, überadditive Verstärkung der antihypertensiven Wirkung durch α-Adrenolytika.

Dosierung
- **Nifedipin**
  Hund: 0,01–0,02 mg/kg langsam i. v., (bis 0,08 mg/kg in 4 bis 8 Stunden)
  0,1–0,5 mg/kg drei- bis viermal täglich oral
  Eliminationshalbwertszeit (Mensch): 3,5–5 Stunden
  Wirkungsdauer: ca. 6 Stunden
  erhöhte Plasmaspiegel und verstärkte Blutdrucksenkung **durch Cimetidin und Ranitidin**
- **Amlodipin** (neben oder in Kombination mit ACE-Hemmer Mittel der Wahl, v. a. Katze)
  Hund: 0,05–0,1 mg/kg einmal täglich oral
  Katze: 0,1–0,2 mg/kg einmal täglich oral
  Eliminationshalbwertszeit (Mensch): 35–50 Stunden
  Wirkungsdauer: ca. 24 Stunden
- **Weitere Wirkstoffe**
  Nimodipin (kurze Wirkung, in Humanmedizin bei Hirnödem eingesetzt)
  Nitrendipin (12–24 Stunden wirksam)

Benzothiazepine
Einziger Wirkstoff dieser Gruppe ist
- **Diltiazem,**
  das im Vergleich zu Dihydropyridinen eine stärkere, therapeutisch nutzbare kardiodepressive Wirkung hat **(Wirkstärke vaskulär/myokardial = 5:1):**
  1. kurze arterielle Vasodilatation (reflektorische Tachykardie wird durch negativ chronotrope Wirkung abgeschwächt)
  2. Herabsetzung der AV-Überleitungsgeschwindigkeit (negativ dromotrop)
  3. Verringerung der myokardialen Kontraktilität (negativ inotrop)

Eliminationshalbwertszeit (Mensch): 6 Stunden.
Bei Tieren sind keine pharmakokinetischen Untersuchungen vorhanden.

Anwendungsgebiete
Supraventrikuläre Tachyarrhythmie, hypertrophe Kardiomyopathie, Hypertonie.

Dosierung Diltiazem	Hund, Katze:	1,0 – 2,5 mg/kg dreimal täglich oral (Retardformulierung)

Nebenwirkungen
Verstärkung einer Herzinsuffizienz, Bradykardie, AV-Block (i. v.), Obstipation, Mattigkeit.

Überdosierung
Blutdruckabfall bis schwere Hypotonie, Schockgefahr, kardiale Depression (Bradykardie, AV-Block, Asystolie).
Behandlung: Schockbehandlung, Calciumgluconat i. v., Herzglykoside und β-Sympathomimetika.

Gegenanzeigen
Hypotonie, Herzinsuffizienz (ab Schweregrad III), Bradykardie, AV-Block, kardiogener Schock, vorsichtig dosieren bei eingeschränkter Leberfunktion.

Wechselwirkungen
Verstärkung kardiodepressiver Wirkungen und AV-Blockierung durch β-Adrenolytika, Antiarrhythmika, Inhalationsnarkotika, verstärkter Blutdruckabfall durch Kombination mit Diuretika und Antihypertensiva, erhöhte Blutspiegel durch Cimetidin, erniedrigte Blutspiegel durch Phenobarbital, erhöhte Blutspiegel durch Digoxin.

Phenylalkylamine
Wichtigster Wirkstoff dieser Gruppe ist
- **Verapamil,**
 das eine etwa gleich starke vaskuläre und myokardiale Wirkung hat (vaskulär/myokardial ~ 1:1)
 1. kurze arterielle Vasodilatation
    (reflektorische Tachykardie wird durch negativ chronotrope Wirkung aufgehoben)
 2. Herabsetzung der AV-Überleitungsgeschwindigkeit
    (negativ dromotrop)
 3. Verringerung der myokardialen Kontraktilität (negativ inotrop)

Halbwertszeit beim Hund 0,8 – 2,5 Stunden, orale Bioverfügbarkeit < 20 %.

Anwendungsgebiete
Siehe Diltiazem.

Dosierung Verapamil	Hund:	0,5 mg/kg viermal täglich oral
		0,05 mg/kg langsam i. v. alle 8 Stunden
	Katze:	1–3 mg/kg dreimal täglich oral
	\multicolumn{2}{l}{Dosierungen können bei normaler Herzfunktion, nicht jedoch bei Herzinsuffizienz überschritten werden.}

Nebenwirkungen, Überdosierung, Gegenanzeigen, Wechselwirkungen
Siehe Diltiazem.

5.1.8.4 β-Adrenolytika

Wirkungsmechanismus (vgl. Abb. 5-1)
β-Adrenolytika (β-Rezeptorenblocker, β-Sympatholytika, β-Blocker) sind kompetitive Antagonisten an β-Adrenozeptoren des sympathischen Nervensystems. Ihre Einteilung erfolgt nach der Rezeptorenselektivität und intrinsischer Restaktivität in:
- **nicht-selektive** $β_1/β_2$-Adrenolytika ohne intrinsische Aktivität (z. B. Propranolol) und mit intrinsischer Aktivität (z. B. Pindolol);
- **relativ $β_1$-selektive** (kardioselektive) Adrenolytika ohne (z. B. Atenolol) und mit intrinsischer Aktivität (z. B. Acebutolol).

Alle β-Adrenolytika haben vergleichbare kardiovaskuläre Wirkungen:
- Herz (Blockade von $β_1$-Rezeptoren):
  negativ chronotrop, negativ dromotrop, Automatie unterdrückend, negativ inotrop
  ⇨ antiarrhythmische, kardiodepressive Wirkung
- Gefäße (Blockade von $β_2$-Rezeptoren):
  überwiegende α-mimetische Vasokonstriktion ⇨ initialer Anstieg des peripheren Widerstands
  ⇨ längerfristig (nach 2–8 Wochen) antihypertensive Wirkung
     Mechanismus (?):
     HMV ↓, Reninfreisetzung ↓, zentraler Sympathikustonus ↓

Vorteil der
- $β_1$-Selektivität:
  geringere Nebenwirkungen durch $β_2$-Blockade,
  z. B. Bronchokonstriktion ↓, Glykogenolyse ↓ und Hypoglykämiegefahr ↓
- intrinsischen Restaktivität:
  geringere kardiodepressive Wirkung, klinisch jedoch nicht relevant

Anwendungsgebiete
Arterielle Hypertonie, hypertrophe Kardiomyopathie,
supraventrikuläre und ventrikuläre tachykarde Herzrhythmusstörungen:
Sinustachykardie, Vorhofflattern, -flimmern, Extrasystolie
Herzglykosidintoxikation, Hyperthyreose, thyreotoxische Krise, Phäochromozytom
(nur nach Vorbehandlung mit α-Adrenolytika).

Nebenwirkungen

Kardiodepressive Wirkungen:
Bradykardie, AV-Überleitungsstörungen, Verstärkung einer Herzinsuffizienz, Mattigkeit, Hypoglykämie, Verstärkung einer prädiabetischen oder diabetischen Stoffwechsellage.

Immer ausschleichend absetzen!

Überdosierung

Große therapeutische Breite, wobei Hunde, v. a. alte und herzinsuffiziente Tiere, empfindlicher reagieren als Katzen.
Symptome (Maximum oft erst nach 12 Stunden):
Bradykardie, AV-Block bis III. Grad, starker Blutdruckabfall durch verminderte Kontraktionskraft des Herzens (⇨ Oligurie, Azidose), Sedation bis Bewußtlosigkeit oder Erregung bis hin zu Krämpfen, Dyspnoe durch Bronchospasmen.

Therapie

Volumenersatz mit Azidoseausgleich, Dopamin oder Dobutamin, bei Bradykardie: Atropin oder vorsichtig β-Sympathomimetika (Orciprenalin); Glucagon (nach Metoclopramid-Prämedikation) zur Verbesserung der Herzleistung.

Gegenanzeigen

Herzinsuffizienz ab Schweregrad III, Sinusbradykardie, AV-Block ab II. Grad, ausgeprägte Hypotonie, obstruktive Bronchialerkrankungen.

Wechselwirkungen

Gegenseitige Wirkungsabschwächung mit β-Sympathomimetika, gegenseitige Verstärkung kardiodepressiver Wirkungen mit Narkotika und Calciumkanalblockern (Verapamil, Diltiazem), Verstärkung der Bradykardie und Gefahr von AV-Block durch Herzglykoside, Verstärkung der blutdrucksenkenden Wirkung anderer Antihypertensiva.

Dosierung

- **Propranolol** (nicht-selektiver β_1/β_2-Blocker)
  Hund: 0,04–0,1 mg/kg i.v.
  0,5–1,0 mg/kg dreimal täglich oral
  Katze: 0,02–0,06 mg/kg zwei- bis dreimal täglich i.v.
  0,2–1,0 mg/kg zwei- bis dreimal täglich oral
  Orale Bioverfügbarkeit < 30 %.
  Vorsichtig dosieren bei eingeschränkter Leber- und Nierenfunktion.
- **Atenolol** (kardioselektives β_1-Adrenolytikum)
  Hund, Katze: 1,0–2,0 mg/kg ein- bis zweimal täglich oral
  Orale Bioverfügbarkeit > 50 %, kaum Biotransformation in der Leber, Halbwertszeit beim Hund 3,2 Stunden.
  Gefahr bronchokonstriktorischer Nebenwirkungen erst bei hohen Dosen.

5.1.8.5 α-Adrenolytika

α-Adrenolytika (α-Adrenozeptor-Antagonisten, „Alpha-Blocker") blockieren α-Adrenozeptoren z. B. an Blutgefäßen.

Einteilung in unspezifische α_1- und α_2-Adrenolytika mit reversibler (Phentolamin, außer Handel, dihydrierte Secalealkaloide) oder irreversibler (Phenoxybenzamin) Rezeptorblockade und selektive α_1-Adrenolytika (z. B. Prazosin) sowie dihydrierte Secalealkaloide (Dihydroergotamin) und Uradipil (zusätzlich zentral wirkender 5-HT$_{1A}$-Agonist).

Wirkungsmechanismus der Blutdrucksenkung (vgl. Abb. 5-1)
Blockade postsynaptischer α_1- und α_2-Adrenozeptoren:
- arterielle Vasodilatation ➪ Senkung des peripheren Widerstands
- Abnahme des Tonus venöser Kapazitätsgefäße

Blockade präsynaptischer α_2-Adrenozeptoren:
- ungebremste Noradrenalinfreisetzung ➪ Tachykardie
➪ Vorteil von α_1-selektivem Prazosin: kaum Tachykardie

Anwendungsgebiete
Phäochromozytom (s. Kap. 5.1.6).
α-Adrenolytika besitzen darüber hinaus keine Bedeutung in der Hypertoniebehandlung bei Tieren (humanmedizinische Anwendung bei Hypertonie in Verbindung mit Diabetes mellitus oder Hypercholesterinämie sowie bei peripheren Durchblutungsstörungen).

5.1.8.6 Antisympathotonika

Wirkungsmechanismus (vgl. Abb. 5-1)
- Senkung des Noradrenalingehalts im synaptischen Spalt adrenerger Nervenendigungen (Reserpin, Guanethidin);
- Stimulation von α_2-Rezeptoren in Steuerungszentren der Sympathikusaktivität im Zentralnervensystem durch ZNS-gängige überwiegend α_2-selektive Adrenozeptor-Agonisten (Clonidin, Moxonidin, α-Methyldopa) ➪ zentrale Hemmung der Noradrenalinfreisetzung;
  ➪ geringere Noradrenalinfreisetzung ➪ Stimulation postsynaptischer α-Adrenozeptoren an Gefäßen ↓ ➪ peripherer Widerstand ↓ ➪ Blutdruck ↓;
- Reserpin, Guanethidin, α-Methyldopa
  besitzen in der Humanmedizin keine Bedeutung mehr zur Hypertoniebehandlung;
- α_2-Adrenozeptor-Agonisten
  Die Imidazolinderivate Clonidin und Moxonidin stammen aus der gleichen Wirkstoffgruppe wie die bei Hunden und Katzen als Sedativa eingesetzten Wirkstoffe Xylazin und Medetomidin.
  Nach parenteraler Verabreichung kommt es durch Erregung peripherer α-Adrenozeptoren zu einem kurzfristigen Blutdruckanstieg. Aufgrund der guten Passage über die Blut-Hirn-Schranke sinkt anschließend der Blutdruck durch die über den agonistischen Effekt an zentralen α_2-Adrenozptoren vermittelte antisympathotone Wirkung für mehrere Stunden unter den Ausgangswert ab.

Anwendungsgebiete
Mensch: 2. Wahl zur Behandlung einer arteriellen Hypertonie.
Hund und Katze: wegen sedierender und emetischer Wirkung nicht als Antihypertensiva gebräuchlich.

5.1.8.7 Unspezifische Vasodilatatoren

- **Dihydralazin**
Arterielle Vasodilatation (Wirkungsmechanismus in Gefäßmuskelzelle?), gegenregulatorische Zunahme von Herzfrequenz und -zeitvolumen, Stimulation des RAAS ⇨ Kombination mit β-Adrenolytika und/oder Diuretika.

Anwendungsgebiete
Arterielle Hypertonie (schwere, sonst nicht beherrschbare Hypertonie); Nachlastsenkung bei Kardiomyopathie.

> **Dosierung Dihydralazin**
> Hund, Katze: 0,5 – 2 mg/kg zweimal täglich oral;
> hypertensive Krise (s. Kap. 5.1.5).

- **Nitroprussid-Natrium**
Stark wirksames Hypotensivum mit sofort eintretender relaxierender Wirkung an Widerstands- und Kapazitätsgefäßen als Folge einer NO-Freisetzung. Kaum Veränderung der Nierendurchblutung, nur geringe Herzfrequenzzunahme.

Anwendungsgebiete
Hypertensive Krise (s. Kap. 5.1.5), schnelle Senkung von Vor- und Nachlast bei akutem Herzversagen, kontrollierte Blutdrucksenkung in der Chirurgie.

Nebenwirkungen
Schockgefahr, bei eingeschränkter Leberfunktion Risiko einer Cyanidintoxikation.

> **Dosierung Nitroprussid-Natrium**
> Hund und Katze: 1–3 µg/kg/min als Dauertropfinfusion.
> Nur intravenös wirksam, Plasmahalbwertszeit wenige Minuten.
> Frisch angesetzte Lösungen sind lichtgeschützt nicht mehr als vier Stunden haltbar.

- **Glycerolnitrat (Nitroglycerin)**
NO-Donator in glatten Muskelzellen mit relativ selektiv dilatierender Wirkung im venösen Bereich, erst in höheren Dosen Relaxation arterieller Gefäße ⇨ Vorlastsenkung > Nachlastsenkung, Coronardilatation.

Anwendungsgebiete
Hypertensive Krise (s. Kap. 5.1.5), Linksherzinsuffizienz, Lungenödem.

Nebenwirkungen
Tachykardie, Schockgefahr.

> **Dosierung Glycerolnitrat**
> Hund: 1–3 µg/kg/min als Dauertropfinfusion.
> 2% Salbe, Hund: 0,5 cm/5 kg, Katze: 0,25–0,5 cm/Katze in Ohrmuschel einreiben (Cave: nur mit Einmalhandschuhen!)
> Sofortiger Wirkungseintritt, Wirkungsdauer 30–45 min.

5.1.8.8 Diuretika
Zur Blutdrucksenkung werden Diuretika aus der Gruppe der Benzothiadiazine und Schleifendiuretika („Saluretika") in Kombination mit anderen Antihypertensiva, vor allem mit β-Adrenolytika sowie mit ACE-Hemmern und Calciumkanalblockern, eingesetzt. Kaliumsparende Diuretika und Aldosteronantagonisten finden im allgemeinen nur als Zusatztherapie zur Verringerung der Hypokaliämie Anwendung.

Wirkungsmechanismus der Blutdrucksenkung (vgl. Abb. 5-1)
Senkung von Blutdruck und Vorlast durch natriuretische Wirkung
⇨ Verringerung des Plasma- und extrazellulären Flüssigkeitsvolumens
Gefäßmuskelzellen: Natriumkonzentration ↓ ⇨ Calciumkonzentration ↓ ⇨ Ansprechbarkeit der Gefäßmuskulatur auf endogene vasokonstriktorische Reize ↓
natriuretische Wirkung wird partiell kompensiert durch Stimulation des RAAS ⇨ unter Diuretika ist eine Kombination mit ACE-Hemmern (Angiotensin II ↓) oder β-Adrenolytika (Reninsekretion ↓) sinnvoll.

- **Benzothiadiazine** (Thiaziddiuretika)
  Mittelstark wirksame Diuretika.

  ### Anwendungsgebiete
  Arterielle Hypertonie, unterstützend bei kongestiver Herzinsuffizienz, nicht-entzündliche Ödeme (kardialer, renaler, hepatischer Genese).

  ### Nebenwirkungen
  Hypokaliämie
  ⇨ insbesondere zu Therapiebeginn, zur Vermeidung von Kaliumverlusten:
  - Dosisreduzierung ab dem dritten Tag oder
  - intermittierende Gabe jeden zweiten oder dritten Tag oder
  - Kombination mit kaliumsparendem Diuretikum

  Hyponatriämie, -magnesiämie, Hypercalcämie (Langzeittherapie), hypochlorämische Alkalose ⇨ Serumelektrolytkontrolle.
  Verminderte Glukosetoleranz, Verschlechterung eines latenten oder manifesten Diabetes mellitus, verzögerte Harnsäureausscheidung bei Dalmatinern.

Überdosierung
Durch massive Diurese bedrohliche Flüssigkeits- und Elektrolytverluste, v. a. Hypokaliämie mit Herzrhythmusstörungen, Somnolenz, gastrointestinale Störungen.
Behandlung: Flüssigkeits- und Elektrolytsubstitution, Kreislaufstützung.

Gegenanzeigen
Schwere Leber- und Nierenfunktionsstörungen, therapieresistente Hypokaliämie, Hypercalcämie, Sulfonamidallergie.

Wechselwirkungen
Verstärkter Kaliumverlust durch Glukokortikoide und Laxanzien,
Verstärkung der Wirkung blutdrucksenkender Pharmaka,
Verstärkung der Wirkung und Toxizität von Herzglykosiden (Hypokaliämie),
Abschwächung der Insulinwirkung, Abschwächung der diuretischen Wirkung durch nichtsteroidale Antiphlogistika.

Dosierung
Bendroflumethiazid (außer Handel) und Hydrochlorothiazid sind für Tiere zugelassen. Chlorothiazid, Trichlormethiazid, Chlortalidon, Mefrusid und Xipamid finden nur humanmedizinische Anwendung.
- **Hydrochlorothiazid**
  Hund und Katze: 0,5 – 2 mg/kg oral, i.m., s.c. ein- bis zweimal täglich.
  Wirkungseintritt nach 1 – 2 Stunden.

- **Schleifendiuretika**
  Stark wirksame Diuretika.

Anwendungsgebiete
Siehe Benzothiadiazine.
Zusätzlich: Hirn- und Lungenödem, forcierte Diurese bei Vergiftungen.

Nebenwirkungen, Überdosierung
Siehe Benzothiadiazine.
Bei forcierter Diurese schnelles Auftreten schwerer Elektrolytstörungen und umfangreicher Flüssigkeitsverluste mit Hämokonzentration, Thromboseneigung, Hypotonie.

Gegenanzeigen
Siehe Benzothiadiazine.

Wechselwirkungen
Siehe Benzothiadiazine, zusätzlich Verstärkung der oto- und nephrotoxischen Wirkung von Aminoglykosidantibiotika.

> **Dosierung**
> Furosemid ist für Tiere zugelassen. Etacrynsäure, Bumetanid und Piretanid finden nur humanmedizinische Anwendung.
> - **Furosemid**
>   Hund und Katze: initial bis 2 mg/kg i.v., i.m., s.c., oral ein- bis dreimal täglich
>   Langzeittherapie (Hypertonie, Herzinsuffizienz)
>   0,5–1 mg/kg oral ein- bis zweimal täglich
>   forcierte Diurese
>   bis 5 mg/kg i.m., i.v. zweimal täglich für maximal zwei Tage
> Wirkungseintritt i. v. sofort, oral nach einer Stunde.

- **Kaliumsparende Diuretika**
  Schwach wirksame Diuretika, die am spätdistalen Tubulus und den Sammelrohren die Natriumrückresorption und Kaliumsekretion direkt (Amilorid, Triamteren) oder über eine kompetitive Blockade des Aldosteronrezeptors (Aldosteron-Antagonisten) hemmen. Die mäßige natriuretische Wirkung bei gleichzeitiger Kaliumretention ist zu schwach für ihre alleinige Verwendung zur Hypertoniebehandlung oder als Komedikation bei Herzinsuffizienz.

  - **Amilorid und Triamteren**

    Anwendungsgebiete
    Kombinierter Einsatz mit Thiaziddiuretika oder Schleifendiuretika zur Minderung der Kaliumverluste, Herzglykosidintoxikation.

    Nebenwirkungen, Gegenanzeigen
    Hyperkaliämie (vor allem bei eingeschränkter Leber- und Nierenfunktion).

    Wechselwirkungen
    Verstärkung einer durch ACE-Hemmer ausgelösten Hyperkaliämie.

> **Dosierung**
> (Fixe Kombinationen mit Hydrochlorothiazid oder Furosemid).
> - **Amilorid**
>   Hund: 0,1–0,5 mg/kg oral (begrenzte klinische Erfahrung).
>   Toxisch ab 2 mg/kg.
> - **Triamteren**
>   Hund, Katze: 1–2 mg/kg zweimal täglich oral.
>   Große therapeutische Breite.

- **Aldosteron-Antagonisten**
  Spironolacton und sein wirksamer Metabolit Canrenon wirken schwach diuretisch und steigern kurzfristig die Kontraktionskraft des Herzens.

Eine antihypertensive Wirkung wird durch gegenregulatorische Stimulation des RAAS abgeschwächt.

Anwendungsgebiete
Hyperaldosteronismus, Ödemausschwemmung, Hypertonie und schwere Herzinsuffizienz (in Kombination mit Thiaziddiuretika oder als Monotherapie, wenn Patient auf andere Diuretika nicht anspricht).

Nebenwirkungen, Gegenanzeigen, Wechselwirkungen
Siehe Amilorid und Triamteren.
Zusätzlich: Gynäkomastie, Erhöhung der Digoxin-Plasmaspiegel.

> **Dosierung**
> - **Spironolacton**
>   Hund und Katze: 2–4 mg/kg i. v., oral einmal täglich.
>   Diuretische Wirkung erreicht Maximum in 2–3 Tagen und hält bis zu drei Tage nach Absetzen an.

5.2 Hypotonie

Therapieziel
Blutdrucksteigerung:
- in leichten Fällen zur Beseitigung symptomatischer Beschwerden durch hypotone Kreislaufdysregulation;
- in schweren Fällen bei kardiovaskulärer Insuffizienz zur Vermeidung der Entstehung eines Kreislaufschocks und von Endorganschäden infolge verminderter Organperfusion.

5.2.1 Wann ist die Behandlung einer Hypotonie angezeigt?

5.2.1.1 Primäre arterielle Hypotonie
Erniedrigter Blutdruck (systolischer Blutdruck < 100 mm Hg) ohne wesentliche Störung der Kreislaufregulation und ohne erkennbare organische Ursache besitzt keinen Krankheitswert und bedarf deshalb im allgemeinen keiner Behandlung. Aufgrund ihrer Körperhaltung spielen bei Tieren orthostatische Dysregulationen, die beim Menschen beim Aufrichten von der horizontalen in die vertikale Position auftreten, keine Rolle. Bei symptomatischen Beschwerden, wie erhöhtem Schlafbedürfnis, werden neben nichtmedikamentösen Allgemeinmaßnahmen (ausreichende Flüssigkeitszufuhr, erhöhte Kochsalzzufuhr, physikalische Therapie, z. B. körperliches Training) blutdrucksteigernde Pharmaka (Sympathomimetika, Methylxanthine) zur Unterstützung der physiologischen Kreislaufregulation eingesetzt.

Tabelle 5-2 Zusammenfassung der Therapie der Hypertonie

Wirkstoff	Wirkung	Indikation	Dosierung (mg/kg)
ACE-Hemmer	arterielle + venöse Vasodilat. ⇨ Vorlast + Nachlast ↓	Hypertonie (alle Formen) Herzinsuffizienz	
Benazepril			H/K: 0,25–0,5, 1–2x tgl. oral
Enalapril			H/K: 0,25–0,5, 1–2x tgl. oral
Ramipril			H/K 0,125–0,25 (0,375), 1x tgl. oral
Calciumkanalblocker	arterielle Vasodilatation	Hypertonie, hypertensive Krise	
Amlodipin			H: 0,05–0,1/K: 0,1–0,2, 1x tgl. oral
Nifedipin			H: 0,01–0,02 i.v/0,1–0,5, 3–4x tgl. oral
β-Adrenolytika	HMV ↓, Renin ↓, Sympatik. ↓ ⇨ BD ↓, kardiodepressiv	Hypertonie, hypertrophe Kardiomyopathie, Arrhythmie, Phäochromozytom, thyreotox. Krise Cave: DKMP und Endokardiose	
Propranolol	nicht selektiv (β1/β2)		H: 0,04–0,1 i.v./0,5–1,0, 3x tgl. oral K: 0,02–0,06, 2–3x tgl. i.v./0,2–1,0, oral
Atenolol	kardioselektiv (β1)		H/K: 1,0–2,0, 1–2x tgl. oral
Diuretika	Blutvolumen ↓ ⇨ Vorlast ↓ vasokonstrik. Reize ↓	unterstützend bei Hypertonie und Herzinsuffizienz (ab DG III)	
Hydrochlorothiazid			H/K: 0,5–2,0, 1–2x tgl. oral, i.m., s.c.
Bendroflumethiazid			H/K: 0,1–0,2, 1x tgl. oral, i.m., s.c.
Furosemid			H/K: initial bis 2,0, 1–3x tgl. oral, s.c., i.v., dann 0,5–1,0, 2x tgl. oral
Amilorid	K+-sparendes Diuretikum	Kombination mit Hydrochlorothiazid oder Furosemid	H: 0,1–0,5, 1–2x tgl. oral (geringe therap. Breite)
Triamteren	K+-sparendes Diuretikum		H/K: 1,0–2,0, 2x tgl. oral (hohe therap. Breite)
Spironolakton	Aldosteronantagonist	Komb. mit anderen Diuretika, Hyperaldosteronismus	H/K: 2,0–4,0, 1x tgl. oral, i.v.
Nitroprussid-Natrium	NO-Donator ⇨ Vasodilatation	hypertensive Krise	H/K: 0,001–0,003 mg/kg i.v., DTI
Glycerolnitrat	NO-Donator ⇨ Vasodilatation	hypertenisve Krise	H: 0,001–0,003 mg/kg i.v., DTI
Dihydralazin	unspez. arterielle Vasodilat.	hypertensive Krise	H/K: 0,1–0,5 mg/kg i.v.

BD: Blutdruck; DG: Dekompensationsgrad; DTI: Dauertropfinfusion; H: Hund; HMV: Herzminutenvolumen; K: Katze; tgl.: täglich

5.2.1.2 Sekundäre arterielle Hypotonie

Arterielle Hypotonie als Folge einer bekannten Grunderkrankung wird kausal behandelt. Hierunter fallen Hypotonien folgender Ätiologie:
- schockbedingte Hypotonie;
- endokrine Hypotonie (Nebennierenrinden-, Hypophysenvorderlappeninsuffizienz, Hypothyreose, Diabetes insipidus);
- vaskuläre Hypotonie (Herzinsuffizienz, Myokarditis, Aorten-, Mitralstenose);
- neurogene Hypotonie (Polyneuropathie, andere neurologische Grunderkrankungen, Anfallsleiden);
- infektiös-toxisch bedingte Hypotonie;
- medikamentös bedingte Hypotonie (Absetzen bzw. Dosisanpassung blutdruckbeeinflussender Pharmaka, s. Tab. 5-2 und Kap. 5.3).

Nur bei schwerer Kreislaufdysregulation und Gefahr eines Schocks sind kreislaufstabilisierende Therapiemaßnahmen zusätzlich erforderlich.

5.2.2 Medikamentöse Behandlung der Hypotonie

Tabelle 5-3 Blutdrucksteigernde Pharmaka: Wirkstoffe, Präparatenamen (Auswahl) und Zulassungsstatus

Wirkstoff	Präparatename	Zulassungsstatus
Adrenalin	Suprarenin	Mensch
Coffein	Coffein-sol	Hund
Dobutamin	Dobutrex	Mensch
Dopamin	Dopamin-Solvay	Mensch
Dihydroergotamin	Dihydergot	Mensch
Ephedrin	Caniphedrin	Hund
Etilefrin	Effortil	Mensch
Fludrocortison	Astonin H	Mensch
Noradrenalin	Arterenol	Mensch
Norfenefrin	Novadral	Mensch

5.2.2.1 Therapieprinzip

Pharmakologische Ansatzpunkte sind:
- **Erhöhung des Blutvolumens**
  1. Nichtmedikamentös durch erhöhte Kochsalzzufuhr und ausreichende Trinkmengen;
  2. durch Pharmaka mit mineralokortikoider Wirkung **(Fludrocortison),** beim Menschen: ultima ratio bei therapieresistenten orthostatischen Dysregulationen, bei Hund und Katze: Anwendung nur bei Hypoaldosteronismus angezeigt,
  $$(0,02-0,05 \text{ mg/kg einmal täglich oral}).$$
- **arterielle Vasokonstriktion**
  durch direkte und indirekte α-Sympathomimetika.

- **Konstriktion venöser Kapazitätsgefäße** zur Erhöhung der Vorlast des Herzens durch **Dihydroergotamin,** einem partiellen Noradrenalin- und Serotonin-Agonisten, der relativ selektiv den Tonus der venösen Gefäßmuskulatur steigert und durch die Blutumverteilung einem Versacken des Blutes in der Peripherie und damit einer orthostatischen Dysregulation entgegenwirkt.
  Bei **Hunden und Katzen** besteht **keine Indikation** für Dihydroergotamin.
- **Steigerung des Herzzeitvolumens**
  durch β_1-Sympathomimetika.
- **Anregung medullärer Zentren**
  durch zentrale Analeptika, die im Stammhirn Atem- und Kreislaufzentrum stimulieren:
  Stammhirnanaleptika

Bemegrid, Pentetrazol:	obsolet zur Hypotoniebehandlung, wegen zu geringer therapeutischer Breite (Krampfgefahr)
Doxapram:	keine ausreichende Blutdrucksteigerung bei therapeutischen, atemstimulierenden Dosen

  Methylxanthine

Coffein:	neben stammhirnanaleptischer Wirkung ausgeprägte periphere kardiovaskuläre Wirkungen

5.2.2.2 Sympathomimetika

Die intravenös anzuwendenden Katecholamine Dopamin, Dobutamin und eingeschränkt Adrenalin und Noradrenalin sind in der Notfallmedizin bei Kreislaufversagen unverzichtbar. Demgegenüber ist der therapeutische Wert oral verabreichter Sympathomimetika für die Hypotoniebehandlung wegen ihrer variablen Bioverfügbarkeit, kurzen Wirkungsdauer und der bei Langzeitanwendung auftretenden Toleranzentwicklung durch „down"-Regulation von Adrenozeptoren umstritten.

A) Intravenöse Sympathomimetika
- **Katecholamine**
  Bei akutem Herz-Kreislaufversagen werden vor allem das körpereigene Katecholamin Dopamin, eine Vorstufe von Noradrenalin, sowie sein bevorzugt kardial wirkendes Derivat Dobutamin eingesetzt. Adrenalin und Noradrenalin sind nur bei wenigen Indikationen angezeigt.

> Katecholamine sind oral unwirksam und besitzen eine sehr kurze Plasmahalbwertszeit von wenigen Minuten ↯ Verabreichung nur als Dauertropfinfusion.

- **Dopamin**
  Wirkungsmechanismus
  Die Dopaminwirkung ist dosisabhängig und zunächst eine reine D_1-Stimulation, bei steigender Dosis kommen β_1- und schließlich auch α-Adrenozeptorenstimulation hinzu:

< 0,003 mg/kg/min: Stimulation von **D₁-Rezeptoren** in Nieren- und Mesenterialgefäßen
- ⇨ renale und mesenteriale Vasodilatation
- ⇨ **erhöhte Nierendurchblutung**, glomeruläre Filtration ↑ bei gleichzeitig gehemmter tubulärer Natriumrückresorption und **Zentralisierung des Kreislaufs**

0,003 – 0,005 mg/kg/min: Stimulation von **β₁-Adrenozeptoren**
- ⇨ positiv inotrop, mäßige Herzfrequenzsteigerung

> 0,005 mg/kg/min: Stimulation von **α₁-Adrenozeptoren** ⇨ Vasokonstriktion, Freisetzung von Noradrenalin in sympathischen Synapsen
- ⇨ indirekte sympathomimetische Wirkung auf α- und β₁-Adrenozeptoren
  - (⇨ Tachyarrhythmiegefahr ab 0,01 mg/kg/min)

insgesamt mäßige Veränderung des Gesamtgefäßwiderstands mit Zentralisierung des Kreislaufs bei gleichzeitig gesteigerter Nierendurchblutung sowie Zunahme des Herzminutenvolumens (systolischer Blutdruck ↑)

Anwendungsgebiete
Schwere Hypotension, akutes Kreislaufversagen (kardiogener Schock und andere Schockformen) besonders in Verbindung mit eingeschränkter Nierenfunktion (Schockniere).

Nebenwirkungen
Tachykardie, -arrhythmie, Anstieg des pulmonalarteriellen Drucks, Gewebsnekrosen bei perivenöser Verabreichung.

Überdosierung
Ausgeprägte Tachykardie, ventrikuläre Arrhythmie, mäßige Hypertension, Tremor
Behandlung: in schweren Fällen (α- und) β-Adrenolytika.

Gegenanzeigen
Phäochromozytom, Tachyarrhythmie, Volumenmangel, gastrointestinale Blutungen, Thyreotoxikose.

Wechselwirkungen
Wirkungsverstärkung durch Sympathomimetika, Antihistaminika und Schilddrüsenhormone, verstärkte Tachykardie und -arrhythmie durch Atropin, Halothan und Herzglykoside, Wirkungsabschwächung durch β-Adrenolytika, inkompatibel mit β-Lactam-Antibiotika, Natriumbicarbonat und alkalischen Lösungen.

Dosierung
Dopamin
Hund, Katze:
0,003 – 0,005 mg/kg/min (Oligurie, verschiedene Schockformen nach adäquater Volumen-auffüllung, außer kardiogener Schock).
0,005 – 0,01 mg/kg/min (kardiogener Schock).
Unter Blutdruckkontrolle nach Wirkung.

- **Dobutamin**

  Wirkungsmechanismus
  β_1- und β_2-Sympathomimetikum mit bevorzugter Wirkung an β_1-Adrenozeptoren ⇨ positiv inotrope und dromotrope Wirkung, nur geringe positiv chronotrope Wirkung, keine relevante α-mimetische Wirkung ⇨ in niedrigen Dosen Steigerung des Herzminutenvolumens bei nur mäßiger Frequenzzunahme und Steigerung des arteriellen Blutdrucks, pulmonalarterieller Blutdruck ↓. Bei hohen Dosen: TPW ↓ ⇨ BD ↓.
  In Kombination mit Dopamin Verstärkung der inotropen Wirkung und geringere Blutdrucksenkung.

  Anwendungsgebiete
  Akute myokardiale Insuffizienz.

  Nebenwirkungen
  Tachykardie, -arrhythmie, Hypertension bei hohen Dosen, Hypokaliämie.

  Überdosierung
  Hypertonie, Tachyarrhythmie bis Kammerflimmern, Tremor.
  Behandlung: β-Adrenolytika oder Lidocain (ohne Sperrkörper).

  Gegenanzeigen
  Tachyarrhythmie, hypertrophe obstruktive Kardiomyopathie, unbehandelter Volumenmangel.

  Wechselwirkungen
  Wirkungsverstärkung durch Sympathomimetika, verstärkte Tachykardie und -arrhythmie durch Atropin, Halothan und Herzglykoside, Wirkungsabschwächung durch β-Adrenolytika, inkompatibel mit Natriumbicarbonat und alkalischen Lösungen.

  Dosierung
  Dobutamin
  Hund: 0,005 – 0,01 (– 0,02) mg/kg/min; Katze: 0,0025 – 0,005 (– 0,02) mg/kg/min.

- **Adrenalin (Epinephrin)**

  Wirkungsmechanismus
  Je nach Dosierung überwiegend β_{1+2}- oder α-Stimulation:
  < 0,001 mg/kg/min: Stimulation von
  β_1-Adrenozeptoren
  ⇨ positiv inotrope, chronotrope und dromotrope Wirkung ⇨ Zunahme von Herzminutenvolumen, -frequenz und kardialem Sauerstoffverbrauch: Blutdruck ↑
  β_2-Adrenozeptoren ⇨
  1. Relaxation glatter Muskelzellen ⇨ Vasodilatation mit Verringerung des peri-

pheren Widerstands und gesteigerter Muskeldurchblutung, Bronchospasmolyse
2. Membranstabilisation von Mastzellen und basophilen Granulozyten
   ⇨ verringerte Histaminfreisetzung

> 0,001 mg/kg/min: Stimulation von **α-Adrenozeptoren**
   ⇨ überwiegender α-Sympathikotonus an Gefäßen ⇨ Vasokonstriktion
   ⇨ peripherer Widerstand ↑, Blutdruck ↑, Nierendurchblutung ↓.

Anwendungsgebiete
Anaphylaktischer Schock, Reanimation bei Herz-Kreislauf-Stillstand.

Nebenwirkungen
Tachykardie, -arrhythmie bis Kammerflimmern, Hypertension, Hyperglykämie, Hypokaliämie.

Überdosierung
Lebensbedrohliche Tachyarrhythmien, Lungenödem, zerebrale Blutungen, Tremor
Behandlung: (α- und) β-Adrenolytika.

Gegenanzeigen
Phäochromozytom, Tachyarrhythmie, Mitralstenose, Schockformen nicht-anaphylaktischer Ursache, unbehandelter Volumenmangel, Thyreotoxikose, Spätphase der Trächtigkeit, Glaukom, Vorsicht bei diabetischer Stoffwechsellage,
i.m. und s.c. Injektionen vermeiden.

Wechselwirkungen
Wirkungsverstärkung durch Sympathomimetika, Antihistaminika und Schilddrüsenhormone, verstärkte Tachykardie und -arrhythmie durch Atropin, Halothan und Herzglykoside, Wirkungsabschwächung durch β-Adrenolytika, „Adrenalinumkehr" (Blutdruckabfall nach hohen Adrenalindosen) nach Vorbehandlung mit α-Adrenozeptor-blockierenden Substanzen (z. B. α-Adrenolytika, Neuroleptika), inkompatibel mit Natriumbicarbonat und alkalischen Lösungen.

Dosierung
Adrenalin
Hund, Katze: 0,0005 – 0,001 mg/kg/min (Gesamtdosis bis zu 0,1 mg/kg)
              Reanimation: bis zu 0,005 mg/kg endotracheal, -bronchial, zentralvenös oder intrakardial

---

- **Noradrenalin** (Norepinephrin)

Wirkungsmechanismus
α-Sympathomimetikum mit zusätzlicher $β_1$-Wirkung, keine Wirkung auf $β_2$-Adrenozeptoren
   ⇨ Vasokonstriktion ⇨ peripherer Widerstand ↑, Nierendurchblutung ↓;

⇨ positiv inotrope, chronotrope und dromotrope Wirkung ⇨ Zunahme von Herzminutenvolumen, -frequenz und kardialem Sauerstoffverbrauch;
⇨ rein pressorische Wirkung (systolischer und diastolischer Blutdruck ↑).

Anwendungsgebiete
Schockformen mit hämodynamisch kritischer Vasodilatation (neurogener und septischer Schock).

Nebenwirkungen
Tachykardie, -arrhythmie bis Kammerflimmern, Hypertension, Gewebsnekrosen, Nierenversagen (zur Vermeidung: Kombination mit niedrig dosiertem Dopamin).

Überdosierung
Siehe Adrenalin.

Gegenanzeigen
Phäochromozytom, Tachyarrhythmie, Mitralstenose, Thyreotoxikose, unbehandelter Volumenmangel, Spätphase der Trächtigkeit,
i.m. und s.c. Injektionen vermeiden.

Wechselwirkungen
Wirkungsverstärkung durch Sympathomimetika, Antihistaminika und Schilddrüsenhormone, verstärkte Tachykardie und -arrhythmie durch Atropin, Halothan und Herzglykoside, Wirkungsabschwächung durch β-Adrenolytika, inkompatibel mit Natriumbicarbonat und alkalischen Lösungen.

> **Dosierung**
> **Noradrenalin**
> Hund, Katze: 0,0001–0,001 mg/kg/min. i.v. (i.m. und s.c. vermeiden).

B) Orale Sympathomimetika
- **Norfenefrin**
Wirkungsmechanismus
Direkt α-mimetisch wirkendes Sympathomimetikum ohne direkte kardiale Wirkungen bei therapeutischen Dosen ⇨ Konstriktion von Widerstandsgefäßen ⇨ Blutdruck ↑: systolischer Blutdruck > diastolischer Blutdruck, reflektorische Bradykardie.

Anwendungsgebiete
Hypotone Kreislaufstörungen, Kreislaufversagen (intravenös).

Nebenwirkungen, Überdosierung, Gegenanzeigen, Wechselwirkungen
Siehe Dopamin.

> **Dosierung**
> **Norfenefrin**
> Hund, Katze: 0,05 – 0,1 mg/kg i.v., 0,5 – 1 mg/kg s.c.
> Wirkungsdauer: bis 40 min i.v., bis 3 Stunden s.c.
> oral: stark schwankende Bioverfügbarkeit
> (ca. 20 % beim Mensch) ⇨ Wirkung unzuverlässig.

- **Etilefrin**

  Wirkungsmechanismus
  α- und bevorzugt $β_1$-mimetisch wirkendes Sympathomimetikum mit direkter Wirkung ⇨ Steigerung des Herzminutenvolumens und des peripheren Widerstands, Blutdruck ↑: systolischer Blutdruck > diastolischer Blutdruck.

  Nebenwirkungen, Überdosierung, Gegenanzeigen, Wechselwirkungen
  Siehe Dopamin.

> **Dosierung**
> **Etilefrin**
> Hund, Katze: 0,05 – 0,1 mg/kg i.v., 0,5 – 1 mg/kg s.c.
> Wirkungsdauer: bis 40 min i.v., bis 3 Stunden s.c.
> oral: Bioverfügbarkeit 35 – 50 % (Mensch),
> ⇨ Wirkung zuverlässiger als bei Norfenefrin.

- **Ephedrin**

  Wirkungsmechanismus
  Indirekt und direkt wirkendes Sympathomimetikum mit ähnlicher, aber länger anhaltender Wirkung als Adrenalin und oraler Wirksamkeit, zusätzlich zentral erregende Wirkung, schneller Wirkungsverlust (Tachyphylaxie).

  Anwendungsgebiete
  Blutdrucksteigernde Wirkung von Ephedrin ist nur gering ⇨ Anwendung als Antihypotonikum wegen zentral erregender Nebenwirkung nicht mehr gerechtfertigt. Vertretbare Indikationen: Bronchospasmolyse, Harninkontinenz.

  Nebenwirkungen, Überdosierung, Gegenanzeigen, Wechselwirkungen
  Siehe Adrenalin, zusätzlich zentrale Erregung.

> **Dosierung**
> **Ephedrin**
> Hund, Katze: 1 – 2 mg/kg zwei- bis dreimal täglich oral.

Für die in der Humanmedizin verwendeten Antihypotonika **Amezinium, Cafedrin, Midodrin, Oxilofrin, Synephrin** bestehen keine hinreichenden therapeutischen Erfahrungen bei Haustieren. **Theodrenalin** (s. Kap. 3.3.2.1).

5.2.2.3 Methylxanthine

Aus dieser Wirkstoffgruppe besitzt nur Coffein begrenzte Bedeutung als Antihypotonikum. Theobromin ist als Arzneimittel nicht gebräuchlich, und Theophyllin ist aufgrund seiner geringen therapeutischen Breite nur als Bronchospasmolytikum, jedoch nicht als Antihypotonikum geeignet.

- **Coffein**

  Wirkungsmechanismus
  1. Zentralerregende Wirkung über Adenosinantagonismus auf Großhirnrinde und in hohen Dosen auf Atem- und Kreislaufzentren im Stammhirn
     ⇨ psychoanaleptische Wirkung, bei Überdosierung Krämpfe.
  2. Ausgeprägte periphere Wirkungen durch Adenosinantagonismus und Phosphodiesterasehemmung
     ⇨ Erschlaffung glatter Muskulatur (⇨ Broncho- und Vasodilatation);
     ⇨ Stimulation quergestreifter Muskulatur (zusätzlich durch intrazelluläre Calciumfreisetzung) (⇨ erhöhte Kontraktilität ⇨ am Herzen positiv inotrop);
     ⇨ positiv chronotrop, Lipolyse, Glykogenolyse;
  ⇨ Steigerung des Herzminutenvolumens bei erniedrigtem peripheren Widerstand und kaum verändertem Blutdruck (↑) oder (↓) in Abhängigkeit vom Sympathogrundtonus.

  Anwendungsgebiete
  Anregung von Herz, Kreislauf und Atmung bei nicht lebensbedrohlichen Zuständen.

  Nebenwirkungen
  Lokal reizend, gesteigerte Magensaftsekretion, Anregung der Diurese, zentral erregend.

  Überdosierung
  Große therapeutische Breite.
  Tachykardie, -arrhythmie, Hypotension, Erbrechen, Muskelrigidität.

  Gegenanzeigen
  Herzrhythmusstörungen, Magen-Darm-Ulzera, Vorsicht bei Epilepsie.

  Wechselwirkungen
  Wirkungsverstärkung von β-Sympathomimetika und Herzglykosiden.

Dosierung
Coffein
Hund, Katze: 5–10 mg/kg i.v., s.c., oral mehrmals täglich
              (Injektion als Natriumsalicylatlösung), kurze Wirkung
              bei Hunden.

5.2.3 Behandlung des Schocks (s. a. Kap. 3.3.2)

Die therapeutischen Maßnahmen zielen auf eine Beseitigung des infolge Kreislaufversagens aufgetretenen Mißverhältnisses zwischen Herzzeitvolumen und Durchblutungsbedarf der Organe sowie auf eine Verhinderung der Ausbildung von Endorganschäden (z. B. Schockniere) und des Übergangs in einen dekompensierten Schock.

5.2.3.1 Therapieprinzip

Therapeutischer Stufenplan mit
- Volumentherapie (außer kardiogener Schock) und
- Katecholamintherapie.

Die Reihenfolge der beiden Therapiestufen, die Zusammensetzung der Volumenersatzlösung, das geeignete Katecholamin und weitere unterstützende therapeutische Maßnahmen hängen von der Ätiologie des Schocks ab.

Volumentherapie
1. „Kristalline" Vollelektrolytlösungen
    Ringer-Laktat-Lösung (nicht bei beeinträchtigter Leberfunktion und bei Laktatazidose, z. B. in Spätphase des Schocks)
    Ringerlösung
    Isotone Kochsalzlösung nur initial als Notbehelf

2. „Kolloidale" Infusionslösungen (Plasmaersatzmittel)
    - Dextran 60, 6%ig (Frühphase): bis 10 ml/kg in 15 min, bis 20 ml/kg/d
      Dextran 40, 10%ig (Spätphase bei Mikrozirkulationsstörungen) 10 ml/kg/d
      (Cave: Allergiegefahr)
    - Hydroxyethylstärke (HES) 6- bis 10%ig
      Molekulargewicht 200 000, Substitutionsgrad 0,5: bis 20 ml/kg/d

3. Bei Bedarf Azidoseausgleich mit Natriumbicarbonat
    ($-BE \times 0{,}3\,kg\,KG = mmol/Tier$; 1 ml 8,4%ige $NaHCO_3$ = 1 mmol)

Infusionsgeschwindigkeit:
in der ersten Stunde: Hund: bis 90 ml/kg   Katze: bis 60 ml/kg
anschließend: 20–40 ml/kg/h, danach bedarfsadaptiert (nach Kreislaufsituation) 8–25 ml/kg/h
(Hämatokrit 20–50 %); Infusionsrate ist um so höher, je kleiner das Tier ist.

Therapeutischer Stufenplan der jeweiligen Schockart
- **Hypovolämischer Schock**
    1. Volumenersatz: kristalline und kolloidale Infusionslösung, evtl. Vollblut
    2. bei anhaltender Hypotonie (< 80 mmHg): Dopamin
    3. bei weiterem Blutdruckabfall: Adrenalin

- **Anaphylaktischer Schock**
  1. Adrenalin bis Kreislaufnormalisierung
  2. Volumentherapie: kristalline Infusionslösung
  3. Glukokortikoide hochdosiert (z. B. Prednisolon 10–30 mg/kg i.v. einmalig)
  4. Antihistaminika (z. B. Diphenhydramin bis 2 mg/kg s.c.)
  5. bei Bronchokonstriktion β_2-Symapthomimetika (z. B. Terbutalin 0,01 mg/kg s.c. oder bis 0,1 mg/kg oral alle 4 Stunden) oder Theophyllin (5 mg/kg i.v.)

- **Septisch-toxischer Schock**
  1. Volumenersatz: kristalline und kolloidale Infusionslösung, evtl. Vollblut
  2. Noradrenalin, evtl. Dopamin höher dosiert (0,005–0,01 mg/kg/min)

- **Spinaler, neurogener Schock**
  1. Volumentherapie: kristalline Infusionslösung
  2. Noradrenalin, evtl. Dopamin

- **Kardiogener Schock**
  Volumentherapie ist kontraindiziert, solange keine ausreichende Herzfunktion hergestellt ist.
  Akute Herzinsuffizienz:
      Dobutamin, evtl. in Kombination mit Dopamin
      bei zusätzlichem Lungenödem: Furosemid
  Lebensbedrohliche Tachyarrhythmien:
      elektrische Kardioversion, anschließend Adrenalin
      chemische Kardioversion: Lidocain (ohne Sperrkörper!) 2 mg/kg i.v.
  Bradykardie, AV-Block:
      Atropin (bis 0,04 mg/kg i.v., s.c.)
      bei ausbleibendem Erfolg: Orciprenalin (bis 0,0002 mg/kg/min)

5.3 Pharmaka mit Nebenwirkung auf den Blutdruck (Übersichtstabelle)

Blutdrucksenkend	Blutdrucksteigernd
Phenobarbital	Thiobarbiturate
Pentobarbital	
N-Methylbarbiturate	
Neuroleptika	Ketamin
Benzodiazepine (i.v.)	
Xylazin	Xylazin (initial)
Medetomidin	Medetomidin (initial)
Propofol	
Alfaxolon	
Halothan	Mutterkornalkaloide
Isofluran, Enfluran, Sevofluran	Vasopressin
curareartige Muskelrelaxanzien	
Opioide	Estrogene
Codein	Gestagene
Apomorphin	Glukokortikoide
Metamizol (nur schnell i.v.)	nichtsteroidale Antiphlogistika
Selegilin	
trizyklische Antidepressiva	
Phenytoin	
Methylxanthine	Methylxanthine
(Coffein, Theophyllin)	(Coffein, Theophyllin)
Lokalanästhetika, z. B. Procainamid	
Chinidin	
Herzglykoside (Vorlast ↓)	Herzglykoside (arteriell, Coronarien)
Parasympathomimetika	
Atropin	Atropin
Adrenalin (niedrig dosiert)	Adrenalin (hochdosiert)
α- und β-Adrenolytika	Noradrenalin
$β_2$-Sympathomimetika	Ephedrin
Dobutamin	Dobutamin (hochdosiert)
Vasodilatatoren	
(ACE-Hemmer, Calcium-	
kanalblocker u. a.)	Plasmaexpander
Diuretika	Osmodiuretika
Natriumbicarbonat (i.v.)	
Calciumsalze (i.v.)	
Cimetidin (i.v.)	
Prostaglandin $F_{2α}$ und Analoge	
Oxytocin	

6 Technik

W. Erhardt, J. Henke

6.1 Welche Möglichkeiten der arteriellen Blutdruckmessung gibt es?

- Das entscheidende Phänomen des physiologischen arteriellen Blutdrucks ist die Pulswelle.
- Sie entsteht durch die Pumpfunktion des Herzens im Wechsel zwischen Blutauswurf aus der linken Herzkammer (Systole) und der Phase der Kammerfüllung (Diastole).
- Zur Darstellung der systemischen (arteriellen) Blutdruckverhältnisse bestehen verschiedene direkte und indirekte, zahlenmäßig mehr oder weniger exakte Bestimmungsmethoden:
  - direktes Erfassen des Blutdrucks durch invasives intraarterielles Verlegen eines Katheters mit angeschlossenem **elektronischen Druckaufnehmer** oder über **Tipkatheter (sog. Goldstandard)**;
  - indirektes Erfassen des Blutdrucks durch äußerlich angelegte Blutsperre (Manschette mit Manometer) und Bestimmung des Wiedereinsetzens des arteriellen Blutflusses bei Deflation der Manschette:
  Ultraschall-Doppler-Flow-Detektor,
  Oszillometrie;
  - manuelle **Palpation** der Pulswellen an großen Arterien;
  - auch die **Pulsoximetrie** ist entscheidend von der Pulswelle in der terminalen Strombahn abhängig, zeigt die Höhe des dort herrschenden Blutdrucks jedoch **nicht** an.

6.1.1 Direkte, invasive Blutdruckmessung

- Die direkte arterielle Blutdruckmessung erscheint in einer Vielzahl von klinischen Situationen sinnvoll, wie bei größeren chirurgischen Eingriffen, Traumapatienten und intensivmedizinischen Fällen. Vorteile sind die kontinuierliche Beurteilung des systolischen und des diastolischen Blutdrucks und sofortige Verfügbarkeit von arteriellen Blutproben zur Blutgasanalyse (Bagshaw et al., 1985). Darüber hinaus ermöglicht die direkte Blutdruckmessung eine indirekte Beurteilung der Myokardkontraktilität aus der Druckanstiegsgeschwindigkeit der arteriellen Kurve sowie eine Ableitung des Schlagvolumens aus dem systolischen Anteil der Druckkurve.
- Ein scheinbar genaues Erfassen des systemischen Blutdrucks, v. a. auch bei Hypotension, niedrigem Herzminutenvolumen und Zentralisation, ermöglicht die invasive Messung durch intraarterielles Verlegen eines Katheters mit Anschluß an einen elektronischen Druckaufnehmer.

a) Anatomische Grundlagen zur Lokalisation der Meßstellen

- Der Katheter (Venenverweilkanüle) sollte dazu bei Hund und Katze in die A. metatarsalis oder beim Hund auch in die Ohrzentralarterie gelegt werden (s. Abb. 6-1a, b, 6-2).
- Auch die A. dorsalis pedis (cranio-medial am proximalen Metatarsus) kann punktiert werden.
- Das s. c. Gewebe ist in den genannten Regionen sehr straff, so daß bei Fehlpunktion oder nach Entfernen der Braunüle kaum ein Hämatom entstehen kann.
- In besonderen Fällen, z. B. wenn die genannten Gefäße zu klein sind oder bei Verwendung des Tipkatheters, kann auch die A. femoralis punktiert werden. Es muß ein mindestens 10 cm langer Katheter verwendet werden, da sonst die Bewegungen der darüberliegenden Haut den Katheter dislozieren. (Am Ende einer Messung beim Entnehmen der Kanüle aus der A. femoralis ist unbedingt eine Kompression der Punktionsstelle notwendig, da sonst ein großes Hämatom entstehen kann.)

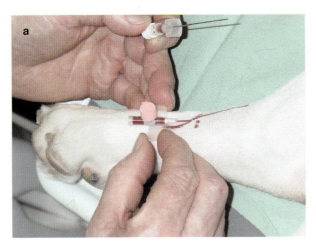

Abbildung 6-1a Punktionsstelle an der rechten Hintergliedmaße

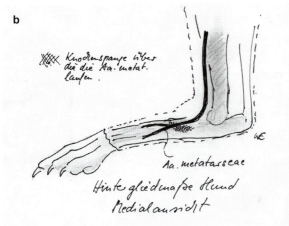

Abbildung 6-1b Schematische Darstellung der Gefäßlokalisation beim Hund

b) Meßprinzip

- Die periphere Messung geschieht über ein flüssigkeitsgefülltes Kathetersystem.
- Als Katheter dient im einfachsten Fall eine Venenverweilkanüle (Größe 21–23G) oder auch ein spezielles arterielles Punktionsset, wie es in der Humanmedizin üblich ist.
- Über den elektronischen Druckaufnehmer und Druckverstärker können der systolische und der diastolische Blutdruck sowie der arterielle Mitteldruck und die Pulsfrequenz abgelesen werden. Auch der Verlauf der Druckkurve kann am Monitor und/oder am Drucker dargestellt werden.

c) Durchführung

Kanülierung nach Scheren und Desinfektion, entweder perkutan oder mit kleiner Hautinzision, zunächst Kanüle steil, dann flach führen, sofort spülen mit heparinisierter NaCl-Lösung, dann regelmäßig über Boli spülen oder permanent über Druckinfusion, da sonst durch allmähliches Verlegen des Katheters die Meßgenauigkeit beeinflußt wird. Eine direkte Messung ist auch über sog. Tipkatheter bei größeren Arterien möglich. So kann ein Katheter über die Femoralarterie in die Aorta abdominalis vorgeschoben werden. Dies ist jedoch nicht als Routinediagnostikum geeignet (Tenhündfeld, 2000).

- Wichtig ist es, auch darauf zu achten, daß niemals Blut in das Schlauchsystem zurückfließt, da es sofort gerinnt und eine weitere Messung unmöglich macht.

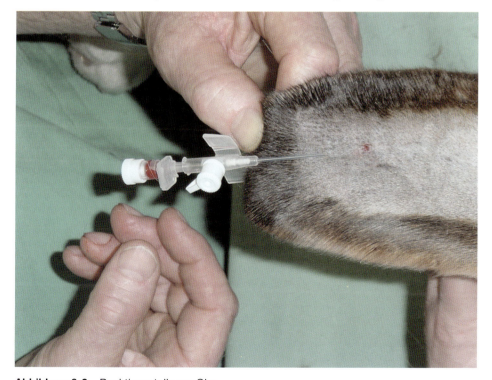

Abbildung 6-2 Punktionsstelle am Ohr

Die höchste Meßgenauigkeit wird mit dem sogenannten Tipkatheter erreicht, da hier der Druckaufnehmer direkt im Gefäß zu liegen kommt. Externe Systeme können in Abhängigkeit von der Schlauchlänge, der Häufigkeit der Spülung etc. z. T. erhebliche Abweichungen haben (Henke et al., 2000b, c).

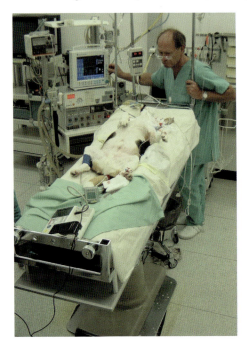

Abbildung 6-3 Arterielle Punktion mit Anschluß an das Meßsystem und paralleler oszillometrischer Blutdruckmessung

- Die Genauigkeit der Blutdruckwerte kann beeinflußt sein durch:
  - die regionalen vaskulären Dämpfungen;
  - die Dämpfung durch das enge Lumen des Katheters;
  - die Länge des Schlauchsystems;
  - Fehlen einer kontinuierlichen Spülung.

- Bestandteile einer Druckmeßeinrichtung sind:
  - arterielle Kanüle oder Katheter mit Zuleitungen;
  - Druckaufnehmer (Transducer: wandelt mechanische in elektrische Energie um);
  - Druckverstärker;
  - Anzeige über Monitor und/oder Drucker.

6.1.2 Indirekte Blutdruckmessung

Indirekte Methoden weichen in ihren Werten in der Regel geringfügig von der direkten Blutdruckmessung ab, da sie entweder individuellen Einflüssen ausgesetzt sind (Doppler-Methode) oder in der Berechnung auf den medizinisch entscheidenden Bereich optimiert sind (Oszillometrie). Bezüglich der Meßgenauigkeit unterscheiden sich veterinärmedizinische Geräte im Einsatz am Tier nicht von Humangeräten im Einsatz am Menschen.

> Allerdings kann eine Messung an Hunden oder Katzen nicht oder nicht zuverlässig mit Humangeräten durchgeführt werden. Es sollten deshalb nur für die Tiermedizin entwickelte und geprüfte Geräte zum Einsatz kommen.

Die in der Tiermedizin bewährten, nicht invasiven Techniken beschränken sich auf die Dopplermessung und die Oszillometrie, die auf unterschiedliche Art und Weise den systolischen (beide Techniken) und den diastolischen Blutdruck (nur die Oszillometrie) wahrnehmbar machen. Die Grundlage für beide Techniken ist das Prinzip nach Riva-Rocci:
- Anlegen einer Manschette um die Gliedmaße;
- Aufblasen, bis Arterie abgedrückt ist und damit kein Blutfluß mehr erfolgt;
- langsames Wiederablassen der Luft, bis sich Gefäß wieder öffnet;
- bei kleinster Öffnung ist der systolische Blutdruck, bei vollständiger Öffnung ist der diastolische Blutdruck erreicht.

Wahrnehmbarmachung des Blutdrucks
Doppler-Sonographische Methode: Das Wiedereinsetzen des Blutflusses wird durch den sog. Doppler-Shift (bewegte Erythrozyten verursachen Frequenzänderung) erfaßbar gemacht. Die abermalige Frequenzänderung bei Erreichen des diastolischen Druckes ist objektiv nicht wahrnehmbar. Die **Oszillometrie** erkennt an den Schwingungen der Arterienwand den systolischen, diastolischen und mittleren Blutdruck. Im Gegensatz zu älteren Geräten erreicht die neueste Generation eine Sensibilität, die weit über dem menschlichen Ohr liegt.

Das in der Humanmedizin verwendete Routineverfahren mittels Manschette und Detektion des Korotkow-Tones über ein Stethoskop ist in der Kleintiermedizin nicht anwendbar, da aufgrund der anatomischen Gegebenheiten die richtige Plazierung nicht möglich oder das Geräusch nicht wahrnehmbar ist.

Um adäquate Messungen durchführen zu können, ist es notwendig, eine Manschette zu verwenden, die in ihrer Breite dem Umfang der Extremität angepaßt ist:
- Die günstigste Manschettenbreite beträgt etwa 38 % des Umfanges des betreffenden zylindrischen Extremitätenteils (Haskins, 1992) und sollte vereinfacht bei 40–50 % liegen.
- Zu breite Manschetten können fälschlich zu niedrige Ergebnisse liefern.
- Zu schmale Manschetten können fälschlich zu hohe Blutdruckwerte ergeben.

6.1.2.1 Doppler-Sonographische Blutdruckmessung

a) Anatomische Grundlagen zur Lokalisation der Meßstellen
- Bevorzugt wird der Sensor über der A. digitalis palmaris com. an der Vorderextremität angelegt. Auch die A. caudalis mediana am Schwanzansatz ist gut geeignet.

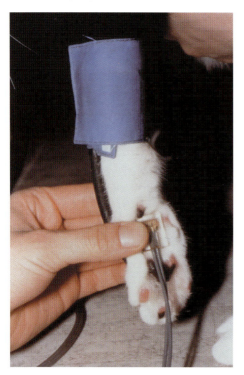

Abbildung 6-4 (links) Positionierung der Ultraschallsonde an der A. digitalis palmaris communis bei einer Katze

Abbildung 6-5 (unten) Schematische Darstellung der Meßstelle bei der Katze

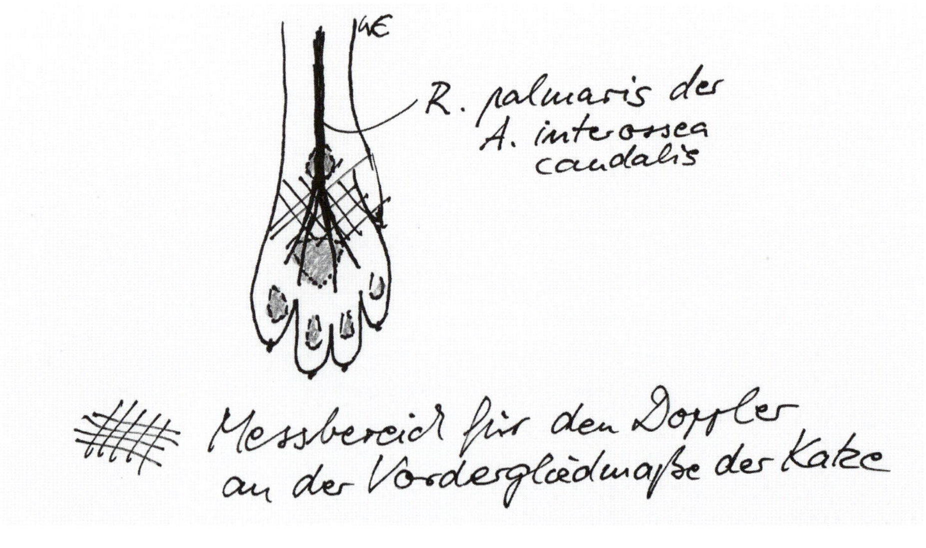

- Die Doppler-Sonographische Methode bedient sich eigentlich zweier Geräte: eines Manometers mit Manschette und einer Ultraschallsonde mit Lautsprecher.
  Beide müssen kompatibel aufeinander abgestimmt sein.
  Die Kompatibilität und die verwendete Manschettenbreite ist bei der Doppler-Technik ein wichtiges Kriterium für eine genaue Messung!

b) Meßprinzip
- Der arterielle systolische Blutdruck wird indirekt durch einen Ultraschall-Doppler-Flow-Detektor, der über einer großen Extremitätenarterie distal einer angelegten Riva-Rocci-Blutdruckmanschette angesetzt wird, durch das Erfassen des nach Blutsperre wieder einsetzenden Blutflusses bestimmt. Dabei wird angenommen, daß der Druck in der Manschette dem Druck im Gefäß entspricht (Aber: Weichteilzusammensetzung und Manschettenmaterial können zu falsch hohen Werten führen).
- Der Transducer generiert Ultraschallwellen, die, wenn sie auf ein sich bewegendes Objekt treffen (Erythrozyten), zu einer hörbaren Frequenzänderung (sog. Doppler-Shift-Effekt) führen (Abb. 6-6a, b).

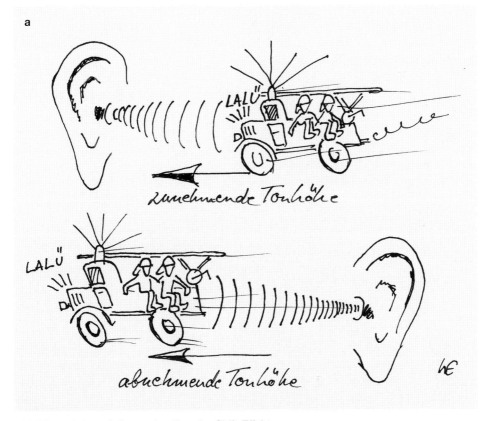

Abbildung 6-6a Schema des Doppler-Shift-Effektes

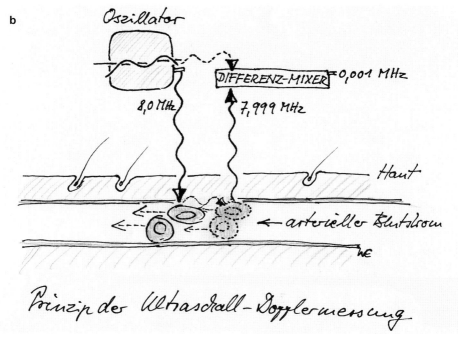

Abbildung 6-6 b   Schema des Doppler-Shift-Effektes

c) Durchführung
- Meßbereich für Sondenankopplung muß immer geschoren werden. Es ist ausreichend Gel zu verwenden.
- Manschette oberhalb des zu messenden Bereiches anlegen.
- Aufpumpen über den systolischen Druck ⇨ Verschluß der Arterie.
- Keine Wandbewegung, keine Erythrozytenbewegung ⇨ kein Signal.

Wichtig:
- Langsames Ablassen der Luft über das manuell zu bedienende Ventil. Sobald Druckwelle durch die Arterie geht, ist bereits ein Druck unter dem systolischen Blutdruck erreicht. Mit beginnender Öffnung des Gefäßes bei Erreichen des systolischen Druckes beginnt auch die Erythrozytenbewegung. Um diese wirklich auch im Moment des systolischen Druckes wahrzunehmen, ist ein langsames Öffnen des Ventils am Manometer Voraussetzung (Ablaßgeschwindigkeit wenige mmHg/s). Je nachdem wie schnell das Ventil geöffnet wird, wird die Blutdruckwelle also mehr oder weniger genau am systolischen Druck geschnitten. Dies bedeutet, die Genauigkeit der Messung ist von der Erfahrung des Untersuchers abhängig.
- Der Ultraschallkopf muß immer senkrecht über der Arterie positioniert sein, um adäquate und reproduzierbare Meßergebnisse zu liefern. Er darf nicht zu fest auf

> das Gefäß gedrückt werden, da sonst fälschlich zu hohe Ergebnisse produziert werden.
> - MAP und diastolischer Druck sind nicht differenzierbar ⇨ Fälle von Hyper- oder Hypotonie können übersehen werden (Carr, 1999).

Die Genauigkeit der Messung kann beeinflußt sein durch:
- Winkelung des Ultraschallkopfes zur Gliedmaßenoberfläche;
- Druck auf den Transducer;
- Geschwindigkeit der Deflation (Ventilöffnung);
- Manschettengröße und -material;
- zu lange Kompression des Gefäßes (Manschette zwischen den Messungen immer vollkommen entleeren) und Weichteilzusammensetzung;
- Geräusch bei Wiedereinsetzen des Blutflusses kann Blutdruck aufregungsbedingt kurzfristig erhöhen (besser: mit Kopfhörer messen).

Insgesamt ist das Gerät für intraindividuelle Messungen in der Routine gut geeignet.

6.1.2.2 Oszillometrische Blutdruckmessung

a) Anatomische Grundlagen zur Lokalisation der Meßstellen
- Normalerweise wird die Manschette am Vorderfuß medioproximal des Carpus (A. radialis) oder an ventraler Schwanzbasis (A. caudalis mediana) angebracht. An der Hintergliedmaße über A. saphena medioproximal des Tarsus sollen die Ergebnisse angeblich variieren. Andere Untersuchungen zeigen, daß die Abweichungen zwischen Vorder- und Hinterextremität in Narkose nur gering sind (Henke et al., 2000b, c).
- Bei kleinen Hunderassen, Katzen und Kaninchen kann über der A. brachialis am Oberarm gemessen werden.

b) Meßprinzip
- Die Oszillometrie arbeitet mit einer modifizierten pneumatischen Manschette, die um den zylinderförmigen Teil einer Extremität (Unterarm, Oberarm) oder des Schwanzes angebracht wird, ebenfalls nach dem Riva-Rocci-Prinzip.
- Arterienwandschwingungen (sog. Oszillationen) treten bei wiedereinsetzendem Blutfluß auf, werden über Weichteilgewebe transportiert und an der Gliedmaßenoberfläche von der Manschette erfaßt. Dies macht verständlich, daß ein enges Anlegen der Manschette wichtig ist. Die Schwingungen sind charakteristisch für den systolischen, mittleren und diastolischen Blutdruck (Abb. 6-13). Ein im Gerät eingebauter Mikroprozessor errechnet daraus den Blutdruck.
- Die In- und Deflation der pneumatischen Manschette ist computergesteuert.
- Geräte mit Fuzzy Logic (MEMO*PRINT*) ermitteln den systolischen Blutdruckbereich bereits beim Aufblasen. Damit kann das Gerät schon in der Inflationsphase die Höhe des zu erreichenden Maximaldrucks bestimmen ⇨ Bläst also automatisch bis zum Überschreiten des individuellen systolischen Druckbereiches auf.

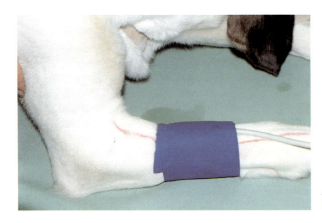

Abbildung 6-7 Plazierung beim Hund an der A. radialis

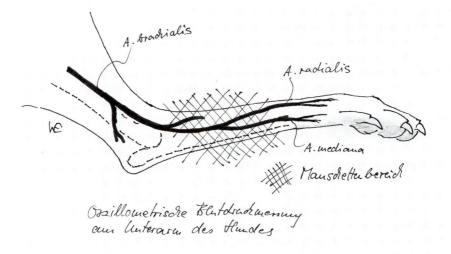

Abbildung 6-8 Schematische Darstellung der Meßstelle

- Die genaue Berechnung des systolischen und diastolischen Blutdrucks erfolgt in der Deflationsphase.

Mit der Oszillometrie können der systolische, der diastolische Druck (je nach Gerät auch der arterielle Mitteldruck) und die Pulsfrequenz bestimmt werden. Durch die parallele Messung und Anzeige der Pulsfrequenz kann der Einfluß von Streß während der Messung abgeschätzt werden. Manschette und Sensor sind eine Meßeinheit.

c) Durchführung
- Meßstelle muß nicht geschoren werden.
- Tier in entspannte Position bringen (z. B. Brustbauchlage – Hund, auf dem Arm – Katze).
- Manschette anlegen und Messung auslösen.

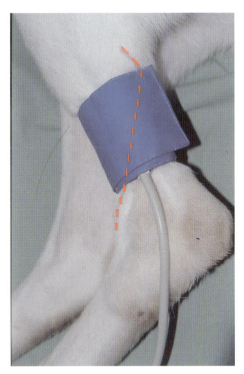

Abbildung 6-9 Plazierung beim Hund an der A. saphena

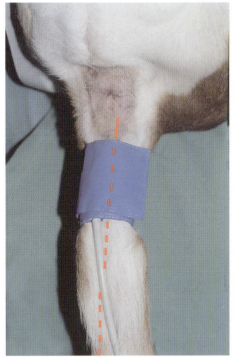

Abbildung 6-10 Plazierung beim Hund an der Schwanzbasis über der A. caudalis mediana

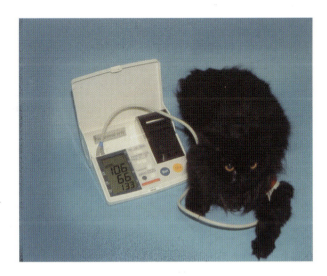

Abbildung 6-11 Plazierung bei der Katze am Oberarm (A. brachialis). Durch Anwinkelung der Gliedmaße „fixiert" sich die Manschette in ihrer Position (MEMO*PRINT*, S+B medVET).

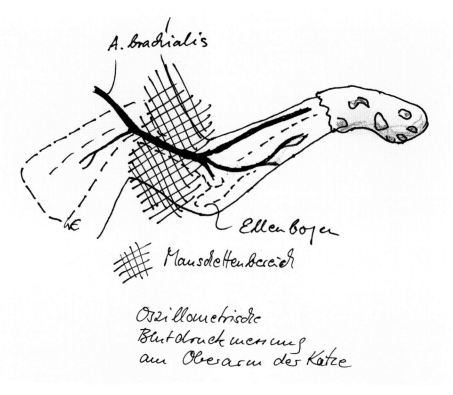

Abbildung 6-12 Schematische Darstellung der Meßstelle bei der Katze (Medialansicht rechte Vordergliedmaße)

- Druck wird automatisch aufgebaut und ebenfalls automatisch mit definierter Geschwindigkeit wieder abgelassen. Die dabei auftretenden Arterienwandschwingungen können sehr sensibel erfaßt werden.
- Einzelmessungen können direkt hintereinander erfolgen.

Die Genauigkeit der Messung kann beeinflußt sein durch:
- Wahl der falschen Manschette.

Verglichen mit Werten der direkten blutigen Blutdruckmessungen scheinen oszillometrische Blutdruckwerte im extrem hypertonen Bereich einen etwas zu niedrigen und im extrem hypotonen Bereich einen etwas zu hohen Blutdruck anzugeben (Erhardt et al., 1998), jedoch im Rahmen der auch in der Humanmedizin tolerierten Grenzen. Automatischer Mikroprozessor steuert alle fehleranfälligen Bereiche ⇨ Meßfehler können nicht subjektiv erzeugt werden.

Wichtig:
- Enges Anlegen der Manschette ist nötig, um Schwingungen detektieren zu können. Ist zu viel Spielraum vorhanden, dämpft dies die Oszillationen, und es ist keine Messung möglich. O-Ring am Adapter mit Vaseline o. ä. gleitfähig halten.

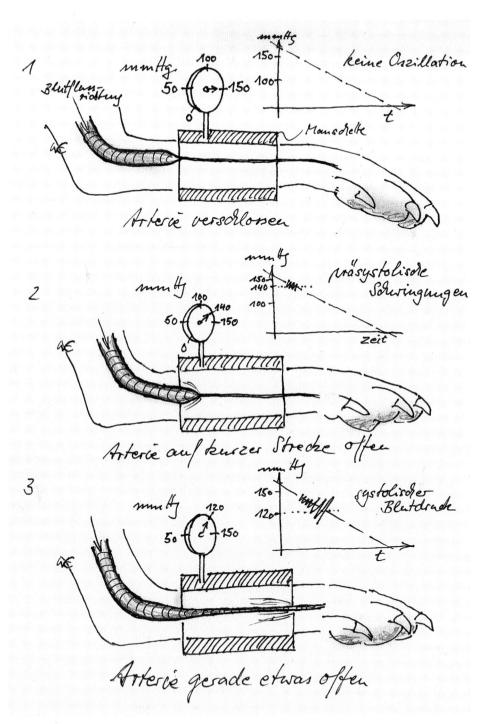

Abbildung 6-13 (1–3) Schematische Darstellung des oszillometrischen Meßprinzips

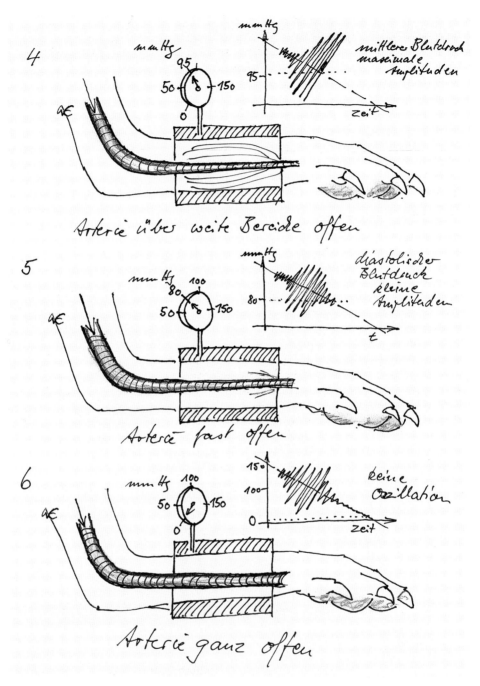

Abbildung 6-13 (4–6) Schematische Darstellung des oszillometrischen Meßprinzips

- Muskelkontraktionen führen ebenfalls zu Oszillationen. Dies ergibt Artefakte. Aus diesem Grund ist auch ein Be- und Entlasten der Gliedmaße zu vermeiden. Es empfiehlt sich, die Messung beim Hund in „Platz-Position" durchzuführen. Ggf. ist die Messung im Sitzen oder im Stehen bei entlasteter Gliedmaße (Fuß halten) möglich. Katzen auf dem Untersuchungstisch oder vom Besitzer auf dem Arm gehalten messen.

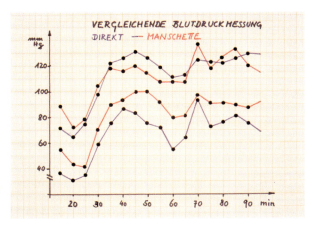

Abbildung 6-15 Vergleich der direkten (Sirecust) mit der oszillometrischen (MEMO-PRINT) Blutdruckmessung beim Hund: paralleler Verlauf als Hinweis auf eine hohe Präzision

Das Gerät ist für die Routine gut geeignet.

Zusammenfassung

Tabelle 6-1 Die drei wichtigsten Meßmethoden im Vergleich. Gegenüberstellung der für den Praktiker bedeutsamen Parameter

Kriterien	Doppler	Oszillometrie	Direkte Blutdruckmessung
Invasiv	Nein	Nein	Ja
SAD	Ja	Ja	Ja
DAD	Nein	Ja	Ja
MAD	Nein	Geräteabhängig	Ja
Pulsfrequenz	Nein	Ja	Ja
Automatischer Zyklus	Nein	Geräteabhängig	Ja
Artefakterkennung	Nein	Ja + Filterung	Nein

Tabelle 6-1 (Fortsetzung)

Kriterien	Doppler	Oszillometrie	Direkte Blutdruckmessung
Meßabbruch bei Artefakten	Nein	Ja, wenn > 30 %	Nein
Messungsgrundlage	Einzelne Pulswelle, Momentsituation	Gemittelter Wert aller Pulswellen über 10–15 s	Gemittelter Wert von 6–10 Pulswellen
Sedation/Narkose notwendig	Nein	Nein	Meist ja
Beeinflussung des Blutdrucks durch die Messung: Schmerzhaftigkeit Geräusche	Nein Ja	Nein Nein	Ja Nein
Patientenakzeptanz	Mäßig bis gut	Sehr gut	Schlecht
Meßablauf	Umständlich	Einfach	Einfach
Vorbereitung des Meßbereiches	Scheren und ausreichend Gel	Keine (Langhaarkatzen evtl. Fell anfeuchten)	Scheren und aseptische Vorbereitung Cave: Trauma der Meßstelle (Hämatom, Infektionsgefahr)
Messung Hund (v. a. > 7 kg)	Leicht erlernbar	Leicht erlernbar	Leicht erlernbar
Messung Katze	Mit etwas Übung erlernbar	Mit etwas Übung erlernbar	Nicht praktikabel
Durchschnittliche Meßdauer (Vorbereitung + Meßreihe)	10–15 min	5–10 min	5–30 (–60) min
Routineeinsatz am wachen Patienten	Ja	Ja	Nein
Krankheits- und Therapiemonitoring	Bedingt – kein diastolischer Druck	Ja	Nein

Tabelle 6-1 (Fortsetzung)

Kriterien	Doppler	Oszillometrie	Direkte Blutdruckmessung
Narkoseüberwachung	Nein	Ja	Ja
Bedienerfreundlichkeit	Umständlich	Einfach	Einfach
Übersichtlichkeit	Mäßig	Sehr gut	Sehr gut
Messung durch tierärztl. Hilfspersonal (TAH)	Nein	Ja	Nein
Häufig eingesetzte Geräte in Deutschland und ihre Preisklasse	Doppler (Parks Medical) EURO 700,– bis 1000,–	MEMO*PRINT* (S+BmedVET) EURO ~ 650,– Dinamap* EURO 3000,– bis 4000,– *vom Markt genommen	Siemens EURO 9000,– bis 13 000,– Datex-Ohmeda EURO 6600,– bis 18 000,– Criticon EURO 20 000,– und mehr

6.1.2.3 Methoden zur Abschätzung des Blutdrucks

a) Manuelle, d. h. digitale Palpation
- Die manuelle Palpation der Pulswellen an den großen Arterien (A. femoralis, A. lingualis, A. radialis, A. saphena) ist die wichtigste routinemäßige Methode, die aktuelle Kreislaufsituation zu erfassen.
- Durch Palpation der A. femoralis kann mit einiger Erfahrung
    - der hämodynamisch physiologische Blutdruck (gleichmäßig hohe Pulswellen in einem elastischen, gut gefüllten Gefäß)
    - von niedrigem Blutdruck (frequente, hüpfende, fadenförmige Pulswellen in einem schlecht gefüllten Gefäß)
    - und Pulslosigkeit (kein Puls fühlbar bei noch bestehendem Herzspitzenstoß und meist deutlich sichtbarem negativen Venenpuls an der V. jugularis)
    gut abgegrenzt werden.
- Der Puls an der A. femoralis ist bei systolischem Druck von ca. 80 mmHg, was einem Mitteldruck von ca. 70 mmHg entspricht, gerade noch palpierbar.
- Dies ist auch die Blutdruckhöhe, die knapp ausreicht, um die Blutversorgung der Vitalorgane Gehirn, Myokard und Nieren sicherzustellen.

Allerdings ist zu bedenken, daß die Qualität der Pulsamplitude einer peripheren Arte-

rie das Schlagvolumen reflektiert und nur wenig mit dem arteriellen Blutdruck korreliert:
- Der schwache Puls während einer Hypovolämie wird durch das verringerte Schlagvolumen verursacht. Es kann dabei in Ausnahmefällen auch eine Normotension vorliegen (Lumb und Jones, 1996).
- Die fühlbare Pulswelle entspricht der Differenz zwischen systolischem und diastolischem Druck, d. h. der Amplitude. Dies bedeutet, daß bei einer hohen Differenz (z. B. 154/76) ein kräftiger Puls, bei einer niedrigen Differenz (z. B. 154/115) ein schwacher Puls gefühlt wird. Sie ergibt nur eine indirekte Aussage über hohen oder niedrigen Blutdruck. Allerdings kann in Verbindung mit der Beurteilung des Füllungszustandes des Gefäßes sehr wohl vom Geübten eine grundsätzliche Aussage über den Blutdruck getroffen werden.

b) Pulsoximetrie
- Das Pulsoximeter nutzt über nichtinvasive Klemmsonden die plethysmographischen Wellen des Pulses der Arteriolen im Bereich der peripheren Strombahn, um die dort herrschende Sauerstoffsättigung (SpO_2) und die Pulsfrequenz zu messen.
- Das Pulsoximeter kann aber keinen Blutdruck messen, sondern ist nur ein indirektes Warngerät, da es bei einem systolischen Blutdruck unter 70 mmHg wegen der zu geringen oder fehlenden Pulswellen nicht mehr funktionieren kann.
- Das Geräteversagen ist ein wichtiger Hinweis auf eine Vasokonstriktion in der peripheren Strombahn, wie sie bei der Zentralisation des Kreislaufs im Schock, aber auch nach der Gabe des α_2-Agonisten Medetomidin auftritt (Erhardt et al., 1989; Schmid-Oechtering et al., 1989).

Fazit für die Integration des Blutdruckmonitorings in der Praxis:
Die Überwachung des Blutdrucks sollte zur Allgemeinuntersuchung unserer Patienten (auch der gesund erscheinenden) gehören, zumal in der heutigen Zeit Methoden zur Verfügung stehen, die dieses Monitoring leicht anwendbar und auch finanziell erschwinglich machen.

6.2 Die Messung des zentralen Venendruckes (ZVD)

- Der zentrale Venendruck (ZVD) gibt wichtige Hinweise auf die Menge des zirkulierenden Blutvolumens des Patienten.
- Er entspricht dem Fülldruck des rechten Herzens und ist v. a. für eine erfolgreiche Infusionstherapie beim Intensivpatienten sehr hilfreich.
- Der ZVD kann relativ einfach über einen Katheter in der V. jugularis, dessen Spitze in der vorderen V. cava liegt und der mit einem Steigrohrsystem verbunden wird, an einer Meßlatte abgelesen werden. Er ist in der richtigen Position, wenn sich der Flüssigkeitsspiegel synchron zur Atmung leicht bewegt. Der 0-Punkt der Meßlatte muß auf den rechten Vorhof (≈ Manubrium sterni) eingestellt werden.

Technik   143

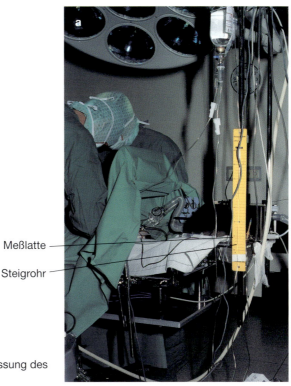

Abbildung 6-14 a   Aufbau zur Messung des ZVD

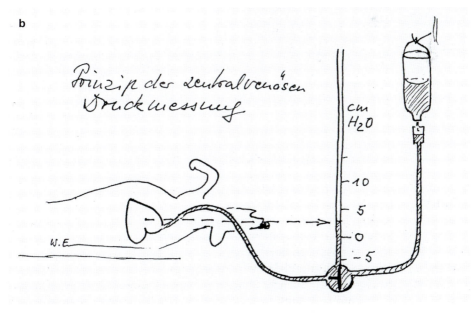

Abbildung 6-14 b   Schematische Darstellung des Meßaufbaus des ZVD

Norm: 3–7,5 cm H$_2$O, ist unabhängig von Lagerung
ZVD ↑: Atemwegsobstruktion, intrathorakaler Druck (ITD) ↑, Überinfusion, steigt er nach Infusion + Allgemeinzustand bessert sich nicht ⇨ erhöhter Preload, Herz ist geschädigt, kardiogener Schock
ZVD ↓: Flüssigkeitsdefizit, fällt er nach der Infusion weiter, ⇨ Flüssigkeit wird in der Peripherie gepoolt

7 Blutdruckmessung – ein wichtiger Beitrag zum modernen Praxismanagement

B. EGNER

Fast täglich eröffnen neue Praxen zum Teil in unmittelbarer Nachbarschaft einer bereits bestehenden Praxis.
Ist der Markt längst gesättigt?
Können so viele Praxen nebeneinander existieren?
Wie kann ich meine Umsatzlage verbessern?

Positiv ist:
- Die Zahl der Hunde und Katzen steigt weiter.
- Die Motivation für eine Tierhaltung ändert sich zunehmend: v. a. Hunde und Katzen sind heute eher Ersatz für Kinder, Partner, Familie, Freunde.
- Die Bereitschaft, Tiere auch behandeln zu lassen, nimmt damit deutlich zu.
- Das Interesse an Vorsorgeuntersuchungen wächst ständig.
- Tierliebe geht meist bis zur „Vermenschlichung" ⇨ Das Tier soll die gleiche Behandlung erhalten wie der Besitzer!

> Parallelen in der Behandlung (Mensch-Tier) werden vom Tierhalter als Zeichen einer modernen/zukunftsorientierten und automatisch fachlich kompetenten Praxis gewertet. Zusammen mit freundlichen Mitarbeitern ein „ganzheitliches" Konzept.

⇨ Der Tierbesitzer kann die fachliche Kompetenz nur daran beurteilen, welcher Eindruck ihm vermittelt wird. Fachliche Kompetenz muß also mitgeteilt werden!

In modernem Praxismanagement liegt die Chance der Zukunft! Sehen Sie Ihre Praxis mit den Augen Ihrer Kunden und bieten Sie dem Tierbesitzer neben Fachwissen eine überzeugend geführte Praxis: ansprechendes Umfeld, persönliche Note, freundliche und kompetente Beratung durch Tierarzt/-ärztin und Helferin, vielfältige Service-Angebote v. a. in Präventivmedizin und Vorsorgeuntersuchungen.
Auch der Tierbesitzer hat lieber ein gesundes als ein krankes Tier!

7.1 Warum ist die Blutdruckmessung ein Erfolgsgarant?

Weil jeder Tierbesitzer die Blutdruckmessung als Routineuntersuchung in der Humanmedizin kennt!

- Jeder Arzt mißt zunächst den Blutdruck.
- In Apotheken wird Blutdruckmessung angeboten.
- Viele v. a. ältere Menschen besitzen ein eigenes Blutdruckmeßgerät.
- Die Bedeutung der Blutdruckmessung ist dem Tierbesitzer bewußt.
- Der Tierbesitzer freut sich, daß sein Tier diese wichtige Untersuchung nun auch bekommt.
- Die Ergebnisse sind für den Tierbesitzer verständlich.

> Blutdruckmessung verkauft sich von selbst und wertet das Image der Praxis auf!
> Blutdruckmessung trägt aktiv zur Kundenbindung bei!
> Blutdruckmessung ist ein interessantes Tätigkeitsfeld für die Tierarzthelferin!
> Blutdruckmessung generiert direkt und indirekt Einkommen!

7.1.1 Imagebildung

Eine Praxis lebt zuerst vom Image und nicht zuletzt von Mundpropaganda und dann gibt's da noch die fachliche Seite – aber eigentlich ist das ja auch schon wieder Image!

⇨ Je höher das Ansehen in den Augen der Tierbesitzer, desto lieber erzählen sie von Ihrem/Ihrer genialen Tierarzt/-ärztin und desto mehr neue Tierbesitzer kommen in die Praxis.

Die Blutdruckmessung ist dem Tierbesitzer aus eigenen Erfahrungen beim Arzt gut vertraut, gleichzeitig versteht er sie als Innovation in der Tiermedizin – Ihr Image steigt!

- Verständnis muß nicht erst erarbeitet werden.
- Die Praxis gewinnt an Image allein durch das Angebot der Blutdruckmessung.
- Ausdruck der Meßergebnisse dem Tierbesitzer mitgeben, beliebtes Gesprächsthema bei Hundespaziergängen: „Mein Tierarzt mißt sogar den Blutdruck!"

Wie kann die Blutdruckmessung im Sinne der Imagebildung integriert werden?

- Hinweis bereits im Wartezimmer: Poster und Tierhalterinformation (evtl. vom Hersteller des Gerätes erhältlich).
- Aktiv bereits an der Anmeldung anbieten: „Wie bei Ihrem Arzt beziehen auch wir den Blutdruck in unsere Untersuchungen mit ein. Wir könnten die Wartezeit nut-

zen und vorab den Blutdruck Ihres Hundes/Ihrer Katze messen, wenn es Ihnen recht ist."
(Blutdruck sollte sowieso immer vor der klinischen Untersuchung gemessen werden, s. Kap. 1).
- Tierarzthelferin mit der Blutdruckmessung beauftragen: Tierbesitzer erkennt Tierarzthelferin als kompetente Mitarbeiterin – Image der Helferin steigt ➪ Image der Praxis steigt.
- Blutdruckwert in Gesundheitspaß eintragen und Ausdruck mitgeben. Tierbesitzer erklären die Ergebnisse gerne zu Hause/Freunden etc.
- Bei jedem Termin den Blutdruckstatus aktiv ansprechen: „Nach wie vor im Normbereich", „besser seit wir therapieren", „hat sich verändert, da müssen wir mal nach der Ursache schauen" etc.
- Blutdruckmessung als festen Bestandteil des Gesundheits- und Alters-Checks integrieren.
- Blutdruckmessung bei jeder (Welpen-)Erstuntersuchung und bei jedem Impftermin.
- Blutdruckmessung vor der Therapie mit den Blutdruck beeinflussenden Medikamenten (ACE-Hemmer, Diuretika, β-Blocker, Nidationsverhütungsmittel, Sedativa …).
- Blutdruckmessung im Rahmen der präoperativen Untersuchung.
- Sofern Sie Hausbesuche anbieten, sollte die Blutdruckmessung wie die Auskultation zum Routineprogramm gehören.

> In unserer schnelllebigen Gesellschaft kommt das persönliche Sich-Kümmern (Caring) oft zu kurz. Um so mehr fällt es auf, wenn man sich um etwas Gedanken macht, wie hier: um die optimale Betreuung der Patienten!
> Eine Praxis, die in den Augen Ihrer Kunden eine optimale Betreuung der Patienten bietet, hat automatisch ein hohes Image.

7.1.2 Kundenbindung

Was nutzen die vielen Kunden, wenn sie nicht oder nur selten (wieder) kommen?
➪ Kundenbindung ist ein weiterer zentraler Punkt im modernen Praxismanagement.

Wie kann die Blutdruckmessung die Kundenbindung unterstützen?

Bieten Sie Sonderleistungen an:
➪ Im Rahmen eines **Gesundheits-Checks** (für Tiere jeden Alters möglich):
mind. 1x jährlich
(eingehende klinische Untersuchung, Blutdruckmessen, evtl. Labor, EKG)

➪ Im Rahmen eines **Alters-Checks**: Mit fortschreitendem Alter werden auch (den Blutdruck verändernde) Krankheiten häufiger:
Hunde ab dem 6. Lebensjahr

Katzen ab dem 8. Lebensjahr
mindestens 1x jährlich
(eingehende klinische Untersuchung, insbesondere Herz-Kreislauf, Nieren, Schilddrüse, Haut, Blutdruckmessen, Labor, EKG, evtl. Röntgen, Ultraschall)

⇨ Im Rahmen der **Therapie- und Verlaufskontrolle**: Beim Einsatz von blutdruckaktiven Medikamenten sollten initial (bis zur optimalen Einstellung) Kontrolltermine in kurzen Zeitabständen erfolgen.
Nach 4 Tagen: Kurztermin zur Blutdruckmessung:
  ⇨ Tierarzthelferin mißt Blutdruck; falls O. K. und lt. Tierbesitzer keine Besonderheiten, Wiedervorstellung nach 1 Woche;
  ⇨ 2. Termin nach ca. 10 Tagen: Plasmaspiegel in der Regel aufgebaut: Tierarzthelferin mißt Blutdruck, Tierarzt/-ärztin bespricht weiteres Vorgehen:
  Je nachdem wie gut der Patient eingestellt ist, weitere Kontrolltermine in 3 – 6 Monaten, oder wenn noch zu optimieren, weiterhin in kürzeren Abständen.

⇨ **Freiwillige Blutdruckkontrolle** anbieten: „Bei Risikopatienten sollte öfter mal der Blutdruck kontrolliert werden. Kommen Sie einfach spontan, v. a. wenn sich Ihr Tier irgendwie anders verhält."
⇨ Auch kann grundsätzlich eine **Blutdruckkontrolle** angeboten werden.
  ⇨ Tierarzthelferin mißt Blutdruck. Sicherheit für Tierbesitzer, v. a. ältere Leute!
  ⇨ Sind die Werte normal, bezahlt der Tierbesitzer die Meßgebühr und geht wieder.
  ⇨ Sind die Werte verändert, empfiehlt die Helferin, einen Termin zu vereinbaren.

> Die Blutdruckmessung kostet den Tierbesitzer verhältnismäßig wenig, bietet ihm dafür aber sehr viel: Sicherheit und Vertrauen!

7.1.3 Interessantes Tätigkeitsfeld für die Tierarzthelferin

Die Blutdruckmessung ist eine medizinisch wichtige Untersuchung. Sie erfordert Kenntnisse über Blutdruck, Meßtechnik und praktische Durchführung der Messung, aber auch Geduld und richtigen Umgang mit dem Tier. Zeitlich sollte die Blutdruckmessung immer **vor der klinischen Untersuchung** durchgeführt werden.

> Wer ist also am besten für die Blutdruckmessung geeignet?
> Die Tierarzthelferin!

Die notwendigen Kenntnisse können in Intensivkursen erworben werden, Geduld und ruhiger Umgang mit dem Tier sind in der Regel besondere Eigenschaften der Helferin.
Erfahrungsgemäß wählen extrem einfühlsame junge Damen den Beruf der Tierarzthelferin und führen die Blutdruckmessung dann auch in kürzester Zeit und mit großem Engagement durch. Die Tiere verbinden keine schlechte Erfahrung (schmerzhafte

Spritzen etc.) mit der Helferin. Sie sind daher meist wesentlich ruhiger bei der Messung. Dies trägt zu aussagekräftigen Ergebnissen bei. Die Helferin wird gleichzeitig aktiv in die Diagnosefindung und Überwachung von Patienten mit einbezogen, was ihr **Kompetenz** verleiht und ihr **Image** gegenüber dem Tierhalter deutlich erhöht. Sie ist für die Praxis medizinisch tätig, was zu enormer **Motivation** der Helferin beiträgt, und generiert dabei selbst Umsatz! Der Motivationsschub kann neben der fachlichen Aufgabenstellung noch durch ein Bonussystem unterstützt werden.

Motivierte Mitarbeiter sind engagierte und effektive Mitarbeiter.

7.1.4 Wirtschaftlichkeit

Welche Bedeutung hat die Blutdruckmessung neben der medizinisch-wissenschaftlichen?
„*A True Money Maker*" Larry P. Tilley, NAVC Orlando 2000

Die Wirtschaftlichkeit der Blutdruckmessung kann aus verschiedenen Aspekten betrachtet werden:

- Amortisation des Blutdruckmeßgerätes;
- zusätzlicher Umsatz aufgrund der Blutdruckmessung;
- zusätzlicher Umsatz aufgrund der verbesserten Diagnosequote und der konsekutiven Therapie;
- zusätzlicher Umsatz durch Verbesserung der Kundenbindung;
- zusätzlicher Umsatz durch Tierarzthelferin;
- zusätzlicher Umsatz durch neue Kunden.

Wie schnell amortisiert sich ein Blutdruckmeßgerät?

Beispiel:
Anschaffungskosten: ~ Euro 700,-

Lt. GOT zu berechnende Gebühr für nichtinvasive
Blutdruckmessung (einfacher Satz): ~ Euro 7,-

Amortisation in Abhängigkeit vom Patientenaufkommen:
Innerhalb von 1–2 Monaten!

Bei lediglich fünf Patienten am Tag ist die Investition bereits im ersten Monat amortisiert.
Bezogen auf das Jahr erhöht sich das jährliche Einkommen bei gleicher Patientenzahl allein aufgrund der Blutdruckmessung um Euro 8400,–!

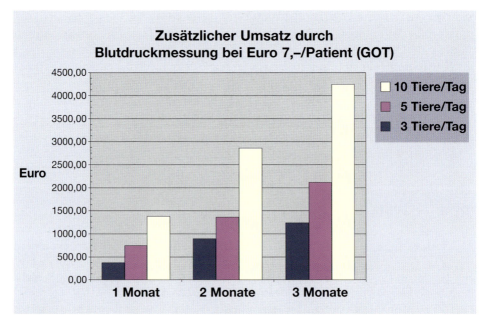

Abbildung 7-1 Umsatzsteigerung durch Blutdruckmessung

1. Jahr: Umsatz   Euro 8400,–
           Anschaffungskosten   Euro 700,–
           Gewinn*   Euro 7700,–

(* Je nach Anschaffungskosten der Geräte [s. Tab. 6-1] kann dieser Betrag variieren.)

2. Jahr und Folgejahre
bei 5 Patienten/Tag   **Euro 8400,–/Jahr**
bei 10 Patienten/Tag   **Euro 16800,–/Jahr**
bei 15 Patienten/Tag   **Euro 25200,–/Jahr**

Hinzu kommen zusätzlich abgegebene Medikamente und andere Leistungen, die sich infolge zusätzlicher Diagnosestellungen aufgrund des ermittelten Blutdrucks ergeben.

Euro 8400,–/Jahr finanzieren bereits eine Teilzeit-Helferin. Die Blutdruckmessung nimmt anfangs ca. 10–15 min in Anspruch. Mit etwas Routine (oft schon nach wenigen Tagen) ist sie innerhalb von 5–7 min durchführbar (Eßrich und Hein, in Vorbereitung).

Damit bleiben der Teilzeitkraft noch mindestens 3 Stunden für andere Tätigkeiten in der Praxis!

Welche Folgeumsätze hängen eng mit der Blutdruckmessung zusammen?
- **Medikamente** (v. a. ACE-Hemmer, Diuretika, Ca-Antagonisten etc.);
- **Laboruntersuchungen** (bei Verdacht auf endokrine Krankheiten, Niereninsuffizienz etc.);

- **Röntgen** (bei Verdacht auf Herzinsuffizienz, Perikarderguß etc.);
- **EKG** (bei Verdacht auf Herzinsuffizienz, Überdosierung von Medikamenten, Vergiftungen etc.);
- **Ultraschall** (bei Verdacht auf Herzinsuffizienz, Niereninsuffizienz, Hyperthyreose etc.).

Darüber hinaus ist eine regelmäßige Blutdruckkontrolle in der Situation angepaßten Zeitabständen angezeigt.

Nicht zu vergessen ist, daß der Tierbesitzer diese Untersuchung gerne und dankbar annimmt!

Warum also auf einen wichtigen medizinischen Parameter verzichten, der gleichzeitig auch noch Umsätze generiert und die Mitarbeiter motiviert?

Kleiner Tip: Die Tierarzthelferin kümmert sich selbst um eine frequente Nutzung des Blutdruckmeßgerätes, wenn sie einen finanziellen Anreiz erhält. Viele Kollegen/innen beteiligen deshalb die Helferin an dem zusätzlichen Umsatz (z. B. Euro 1,-/Messung).

Für die Helferin: 5 x Euro 1,- = Euro 5,-/Tag x 20 Tage = Euro 100,-/Monat!
Euro 100,- on top ihres sonst fixen Einkommens ohne Überstunden!

> Blutdruckmessen liefert wichtige medizinische Informationen, unterstützt Ihr Gespräch mit dem Tierbesitzer, da der Tierhalter sich etwas unter Blutdruck vorstellen kann, motiviert Ihre Mitarbeiter und generiert dazu noch direkt wie indirekt Umsatz.

Anhang: Diätetische Unterstützung

Auch wenn diätetische Maßnamen auf den ersten Blick keinen direkten Einfluß auf den Blutdruck zu haben scheinen, so kann jedoch die zugrundeliegende Erkrankung, die zu Blutdruckveränderungen führt, durchaus diätetisch beeinflußt und die Lebensqualität des Patienten verbessert werden. Häufig gehen hypertonieauslösende Grundkrankheiten zudem sekundär mit chronischer Niereninsuffizienz einher (z. B. Diabetes mellitus, Hyperadrenokortizismus, Hyperthyreose, Herzinsuffizienz). Die wichtigsten fütterungsbedingten Einflußfaktoren sollen in der folgenden Übersicht zusammengefaßt werden.

Chronische Niereninsuffizienz

Problematik	Diätetische Anforderung
Urämiebedingte Symptome	Reduzierter Proteingehalt: Hunde 18 %, Katzen 28 % (Trockenfutter) Wichtig: AS-Muster muß täglichen Bedarf decken, um Muskulatur, Organ- und Immunfunktion und die GFR zu erhalten
Metabolische Azidose	Zusatz von Kaliumzitrat wirkt metabolischer Azidose und Hypokaliämie entgegen
Begrenzte renale Stickstoffausscheidung	Spezielle Fasermischung aus FOS, Rübenfaser und Gummi arabicum wirkt als „Stickstoff-Falle", regt die Ausscheidung von stickstoffhaltigen Abbauprodukten über Darmbakterien an und entlastet renale Ausscheidung [1, 2]
Erhaltung der GFR Vorsorge gegen Knochenentmineralisierung und Mineralablagerung in Geweben	Reduzierter Phosphatgehalt (Hund < 0,4 %, Katze < 0,5 %)
Entzündliche Prozesse Erhöhter glomerulärer Kapillardruck (!!)	Eingestelltes Verhältnis der Omega-6- zu Omega-3-Fettsäuren von 5:1 reduziert intraglomerulären Kapillardruck [3]
Systemische Hypertonie	Eine Reduzierung des Natriumgehalts wird kontrovers diskutiert (siehe Herzinsuffizienz)

Diabetes mellitus

Problematik	Diätetische Anforderung
Hyperglykämie, Glukosurie, Blutzuckerschwankungen	• Möglichst konstante Fütterung (Menge, Zusammensetzung, Zeitpunkt) • Ausgesuchte Kohlenhydrate resultieren in einem niedrigeren postprandialen Blutzuckeranstieg und weniger Insulinverbrauch (Gerste, Sorghum) [4] • Visköse Faser (z. B. Carboxymethylzellulose) verzögert die Magenentleerung und verlangsamt die Glukoseabsorption
Glukoseunterversorgung des Gewebes durch reduzierte Aktivität oder Fehlen von Insulin	• Zusatz von Chrom in der Diät wirkt als Insulin-Co-Faktor, reduziert den Glukosespiegel und fördert die Aufnahme in das Gewebe [5] • Eine spezielle Fasermischung aus FOS, Rübenfaser und Gummi arabicum aktiviert GLP-1 und damit die Insulinsekretion [5]
Risikofaktoren: Übergewicht, Alter	• Ein reduzierter Kaloriengehalt des Futters und der Zusatz von L-Carnitin helfen bei der Gewichtsreduzierung [6,7] • Oft stellt sich mit der Gewichtsreduzierung eine deutliche Verbesserung der Glukosetoleranz ein, und die Insulinmenge kann reduziert werden • Niedriger Fasergehalt für optimale Verdauung

Anhang: Diätetische Unterstützung 155

Herzinsuffizienz

Problematik	Diätetische Anforderung**
Elektrolytabweichungen (Hypernatriämie, Wassereinlagerung, Hypomagnesämie, Verlust von wasserlöslichen B-Vitaminen)	• Reduzierter Natrium- und Chlorgehalt • Erhöhung von Magnesium und Vitamin-B-Komplex, falls nötig
Hypermetabolismus Inappetenz →Kardiale Kachexie Gewichtsverlust	• Schmackhafte, energiereiche Diät • Fütterung von Hand, falls nötig
Elektrolytschwankungen Dehydrierung	Patienten, die medikamentös therapiert werden (Diuretika und ACE-Hemmer) und zusätzlich eine wie o.g. Herz-Diät erhalten, müssen eng auf Elektrolytabweichungen überwacht werden. Dehydriert der Patient, oder ist der Natriumwert im Blut zu niedrig, ist eine Diät mit reduziertem Natriumgehalt kontraindiziert.

** Es wird im Fachkreis der Kardiologen kontrovers diskutiert, ob bei Herzinsuffizienz neben der medikamentösen Behandlung auch diätetische Maßnahmen eingesetzt werden sollen. Da das Renin-Angiotensin-Aldosteron-System durch Natriumrestriktion aktiviert wird, stellt sich die Frage nach dem Vorteil einer natriumreduzierten Diät. In einigen Studien über Natriumreduktion beim Hund traten Hyperkaliämie und Hyponatriämie auf. Viele Herzpatienten, die unter medikamentöser Behandlung stehen, können mit einer qualitativ hochwertigen Erhaltungsnahrung mit normalem Natriumgehalt gefüttert werden. Ein hoher Natriumgehalt in der Diät sollte jedoch auf jeden Fall vermieden werden.

Adipositas

Problematik	Diätetische Anforderung
Erhöhtes Körperfett Erhöhte Blutfette Erhöhte Viskosität des Blutes Hypertonie*	Kundenaufklärung, Kundenbindung Verhaltenstherapie, Bewegung Reduktionsdiät: • Reduzierte Energiedichte durch reduzierten Fettgehalt • L-Carnitin fördert die ß-Oxidation und somit Abbau von Körperfett [6,7] • Hoher Vitamin-A-Gehalt verringert Gewichtszunahme
Hyperglykämie	• Zusatz von Chrom und einer speziellen Kohlenhydratmischung reduziert den postprandialen Blutzuckeranstieg [4,5] • Normaler Fasergehalt. Hoher Fasergehalt als Füllstoff hat nicht die erwünschte Sättigungswirkung, jedoch unerwünschte Nebenwirkungen wie häufiger Kotabsatz und erhöhte Kotmenge.

* Ein Zusammenhang zwischen Adipositas und Hypertonie beim Menschen ist eindeutig belegt und wird ebenso beim Hund vermutet.

Hyperthyreose bei Katzen

Problematik	Diätetische Anforderung
Hypermetabolismus Gewichtsverlust	• Diät mit hoher Energiedichte und hohem Proteingehalt an tierischem Eiweiß • Stimuliert anabolische Prozesse und hilft, wieder eine positive Stickstoffbilanz zu erreichen
Durchfall Erbrechen	• Magen-Darm-Diät • Senkt osmotische Belastung im Darmlumen • Stellt das Gleichgewicht der Darmflora wieder her • Fördert den Aufbau einer gesunden Darmschleimhaut • Verschiedene gärfähige Fasern wie Rübenfaser, Fructooligosaccharide und Mannanoligosaccharide spielen dabei eine wichtige Rolle

Literatur

1. Howard MD, Sunvold GD, Reinhart GA, Kerley MS. Effect of fermentable fiber consumption by the dog on nitrogen balance and fecal microbial nitrogen excretion. FASEB J 10: A257, 1996.
2. Vickers RJ, Sunvold GD, Reinhart GA. Effect of selected fiber blends on repartitioning of nitrogen disposal in the cat. Proc. 9th Ann ESVIM Forum; 178–179, 1999.
3. Brown SA, Brown CA, Finco DR, Reinhart GA, Barsanti JA. Effects of variations in dietary fatty acid composition in canine renal disease. Proc. 16th ACVIM Forum; 712, 1998.
4. Bouchard GF, Sunvold GD. Implications for Starch in the Management of Glucose Metabolism. Current Perspectives in Weight Management. Proc. presented at 19th ACVIM, Denver, CO; 16–20, 2001.
5. Sunvold GD. Nutritional management of the canine diabetec. 9th Annual ESVIM Congress, Perugia, Italy; 166–168, 1999.
6. Center SA. Safe weight loss in cats. In: Recent Advances in Canine and Feline Nutrition. Vol II. 1998 Iams Nutrition Symposium Proceedings. Reinhart GA and Carey DP, eds. Orange Frazer Press: Wilmington, Ohio; 165–181, 1998.
7. Sunvold GD, Tetrick MA, Davenport GM, Bouchard GF. Carnitine supplementation promotes weight loss and decreased adiposity in the canine. Proc XXIII WSAVA; 746, 1998.

Literatur

Alef M: Reihe Inhalationsanästhesie (1): Eigenschaften gängiger Inhalationsanästhetika. KleintierKonkret 1, 10–16 (1999)

Bagshaw RJ, Veit E, Cox RH: Why direct blood pressure measurements vary when read at peripheral sites. Veterinary Medicine, 46–48 (1985)

Bartges JW, Willis AM, Polzin DJ: Hypertension and renal disease. Vet Clin North Am Small Anim Pract 26, 1331–1345 (1996)

Belew AM, Barlett T, Brown S: Evaluation of the white-coat effect in cats. J Vet Intern Med 13, 134–142 (1999)

Bodey AR, Michell AR: Epidemiological study of blood pressure in domestic dogs. J Small Anim Pract, 37, 116–125 (1996)

Bohn FK: Die Herz-Kreislauferkrankungen des Hundes. Schlütersche Verlagsanstalt, Hannover (1989)

Bonath KH: Regionalanästhesie contra Allgemeinnarkose-geeignete Anästhesieverfahren für den Hund als Risikopatienten. Kleintierprax 31, 242–246 (1986)

Bovée KC: Genetic essential hypertension in dogs: A new animal model. Veterinary science – growth points and comparative medicine, Vol 4, 185–194 (1986)

Brenner BM, Anderson S: Glomerular function in diabetes mellitus. Adv Nephrol Necker Hosp 19, 135–144 (1990)

Bright JM: Treatment strategies to reduce end-organ damage in feline hypertension. Veterinary Forum, April, 32–42 (2000)

Brown SA, Langford K, Tarver S: Effects of certain vasoactive agents on the long-term pattern of blood pressure, heart rate, and motor activity in cats. AJVR, Vol 58, No 6, 647–652 (1997)

Büchler F, Kraft W: Hyperthyreose bei der Katze – in Deutschland eine seltene Krankheit? Tagungsbericht 7. Jahrestagung der FG Innere Medizin und klinische Labordiagnostik, München (1998)

Burns MG, Kelly AB, Hornof WJ, Howerth EW: Pulmonary artery thrombosis in three dogs with hyperadrenocorticism. J Am Vet Med Assoc 178, 388–393 (1981)

Carr A: Blood Pressure measurement in clinical practice. Proceedings CVC, Kansas, USA (1999)

Carr A: Hypertension in der Kleintierpraxis. Kleintiermedizin 6, 263–267 (2000)

Cotard JP: Hypertonie. Proceedings, Seminar Reutlingen, 15–27 (2000)

Cowgill LD, Kallet AJ: Systemic Hypertension. In: Kirk RW (ed.): Current Veterinary Therapy IX. WB Saunders, Philadelphia, 360–364 (1986)

Cowgill LD: Hypertension bei Hund und Katze. Klinische Bedeutung, Diagnose und Maßnahmen. In: Nierenerkrankungen und Hypertension, Hills Pet Products-Service für den Tierarzt, 34–42 (1991)

Curtet JD, Busato A, Lombard CW: Utilisation du Memoprint chez le chat. Schweizer Archiv für Tierheilkunde 5, 143, 223–280 (2001)

Dehn BJ von, Nelson RW, Feldman EC, Griffey SM: Pheochromocytoma and hyperadrenocorticism in dogs: six cases (1982–1992). J Am Vet Med Assoc 207, 322–324 (1995)

Detweiler DKE, Trautvetter E: Bluthochdruck – Vorkommen und klinische Bedeutung. Kleintierprax 25, 227–234 (1980)

Egner B: Blutdruckveränderungen – ein Überblick. Vet-MedReport – Parey, V1/26. Jg., 10 (2002a)

Egner B: Blutdruckmessung in der Kleintierpraxis – Indikationen und Integration in den Praxisalltag. Klt.-Konkret 2/02, 15–19 (2002b)

Eigenmann JE, Rijnberk A: Influence of medroxyprogesterone acetate (Provera) on plasma growth hormone levels and on carbohydrate metabolism. I. Studies in the ovariohysterectomized bitch. Acta Endocrinol Copenh 98, 599–602 (1981)

Engelhardt W von: Kreislauf. In: Engelhardt W von, Breves G (eds.): Physiologie der Haustiere. Enke Verlag, 171–188 (2000)

Erhardt W, Haberstroh J, Schindele M, Niehaus B, Vick KP, Blümel G: Das Prinzip der Balanced Anaesthesia beim risikobelasteten Hundepatienten. Tierärztl Prax 16, 179–185 (1988)

Erhardt W, Lendl C, Hipp R, Schindele M, Blümel G: Die Pulsoximetrie – ein nicht invasives Verfahren zur unmittelbaren und kontinuierlichen Überwachung von Sauerstoffsättigung und Pulsfrequenz – Vergleichsstudien zur Blutgasanalyse und zum Hämoreflektometer an Hund, Schwein und Schaf. Berl Münch Tierärztl Wschr 102, 289–292 (1989)

Erhardt W, Bohn FK, Ehmann H: Studien zur anticholinergen Medikation beim Hund vor und während Anästhesien. Berl Münch Tierärztl Wschr 103, 42–49 (1990)

Erhardt W, Henke J, Scabell P, Matburger C, Petrowicz: Einsatzmöglickeiten der Blutdruckmessmanschette bei Hunden. Kleintiermedizin 4, 14–16 (1998)

Eßrich U, Hein S: Oszillometrische Blutdruckmessung (MEMOPRINT) in der Kleintierpraxis. Vorläufige Ergebnisse. In Vorbereitung

Feldman EC, Nelson RW: (a) Acromegaly. Chapter 2. Growth hormone. (b) Primary mineralocorticoid excess. Chapter 5. Hyperadrenocorticism. (c) Hyperparathyroidism. Chapter 11. The parathyroid gland. (d) Phaeochromocytoma. Chapter 13. Gastrointestinal endocrinology. The apudomas. In: Canine and feline endocrinology and reproduction. WB Saunders, Philadelphia, 43–50 (1987)

Feldman EC: Hyperadrenocorticism. In: Ettinger SJ, Feldman EC (eds.): Textbook of veterinary internal medicine. WB Saunders, Philadelphia, 1538–1578 (1995)

Finco DR, Brown SA, Brown CA, Crowell WA, Cooper TA, Barsanti JA: Progression of chronic renal disease in the dog. J Vet Intern Med 13, 516–528 (1999)

Flood SM, Randolph JF, Gelzer AR, Refsal K: Primary hyperaldosteronism in two cats. J Am Anim Hosp Assoc 35, 411–416 (1999)

Fox P: Blutdruckmessung bei Hund und Katze. 46. Jahreskongress DVG, 9.–12. 11. 2000, 117–119 (2000)

Ganten D: Renin-Angiotensin-Systeme in extrarenalen Geweben. In: Ganten D, Ritz E (Hrsg.): Lehrbuch der Hypertonie. Schattauer-Verlag, Stuttgart, 159–162 (1985)

Grauer GF, Di Bartola SP: Glomerula disease. In: Ettinger SJ, Feldman EC (eds.): Textbook of veterinary internal medicine. WB Saunders, Philadelphia, 1770 (1995)

Grauer GF: Prophylaxe eines akuten Nierenversagens im Rahmen einer stationären Behandlung. Waltham Focus, Jrg. 11, 1: 4–9 (2001)

Gwin RM, Gelatt KN, Terrell TG, Hood CI: Hypertensive retinopathy associated with hypothyroidism, hypercholesterolemia, and renal failure in a dog. J Am Anim Hosp Assoc 14, No 2, 200–209 (1978)

Hall LW, Clarke KW: Veterinary anaesthesia. 9th edition, Bailliere Tindall, London, Philadelphia (1991)

Hamet P: Endocrine hypertension: Cushing's syndrome, acromegaly, hyperparathyroidism, thyrotoxicosis, and hypothyroidism. In: Genest J (ed.): Hypertension. 2. Aufl., McGraw-Hill, New York (1983)

Haskins SC: Die Überwachung des anästhesierten Patienten. In: Paddleford RR, Erhardt W (Hrsg.): Kleintieranästhesie. F. K. Schattauer Verlag Stuttgart, New York, 155–188 (1992)

Henik RA: Diagnosis and treatment of feline systemic hypertension. CCEPV 19, 163–178 (1997)

Henke J, Brill T, Haberstroh J, Bernatzky G, Erhardt W: General anaesthesia in several mammal species. Der Tierschutzbeauftragte 2, 171–187 (1995)

Henke J, Schneider E, Erhardt W: Medetomidine combination anaesthesia with and without antagonisation-influence on vital parameters in Mongolian gerbils (Meriones unguiculatus). Proceedings, Bern (2000a)

Henke J, Pragst I, Zahn P, Egner B, Erhardt W: Oszillometric vs. intra-arterial blood pressure measurement in anesthetized dogs-preliminary results. Proc 18th ACVIM, Seattle, 750 (2000b)

Henke J, Pragst I, Zahn P, Egner B, Erhardt W: Vergleich der oszillometrischen (MEMOPRINT S+Bmed-VET) mit der intra-arteriellen (SIEMENS SIRECUST) Blutdruckmessung am anästhesierten Hund. Kleintierprax 45, 9: 661–666 (2000c)

Henke J, Erhardt W: Schmerzmanagement bei Klein- und Heimtieren. Enke Verlag Stuttgart (2001)

Hörauf A, Reusch C: Darstellung der Nebennieren mittels Ultraschall: Untersuchungen bei gesunden Hunden, Hunden mit nichtendokrinen Erkrankungen sowie Cushing-Syndrom. Kleintierprax 40, 351 (1995)

Hüttig A: Bluthochdruck. DVG-Kongress, Göttingen, 100–106 (2000)

IBPF (International Blood Pressure Forum): Blood pressure changes in early stages of heart and renal insufficiency. Noch unveröffentlichte vorläufige Ergebnisse (2001)

Jurna I: Analgetika, Schmerzbekämpfung. In: Forth W, Henschler D, Rummel W, Starke K (Hrsg.): Allgemeine und spezielle Pharmakologie und Toxikologie. 6. Aufl., BI Wissenschaftsverlag Mannheim, Leipzig, 200–224 (1992)

Kallet A, Cowgill LD: Hypertensive states in the dog. In: ACVIM Scientific proceedings, 79 (1982)

Kazama T, Ikeda K: The comparative cardiovascular effects of servoflurane with halothane and isoflurane in the dog. J Anesth 66, 301–302 (1988)

Kienle RD, Bruyette D, Pion PD: Effects of thyroid hormone and thyroid dysfunction on the cardiovascular system. Vet Clin North Am Small Anim Pract 24, 495–507 (1994)

Kirsch M, Reusch C: Urinbefunde bei Hunden mit Diabetes mellitus. Tierärztl Prax 21, 345–348 (1993)

Kirsch M: Inzidenz von bakteriellen Zystitiden bei diabetischen Hunden und Katzen zum Zeitpunkt der Diagnosestellung. Tierärztl Prax 26, (K), 32–36 (1998)

Kobayashi DL, Peterson ME, Graves TK, Lesser M, Nichols CE: Hypertension in cats with chronic renal failure or hyperthyroidism. J Vet Intern Med 4, 58–62 (1990)

Lendl C, Henke J, Egner B, Erhardt W: Klinische Untersuchungen des Blutdrucks bei anästhesierten Wildkatzen – vorläufige Ergebnisse. In Vorbereitung

Littmann MP: Spontaneous systemic hypertension in 24 cats. J Vet Intern Med 8, No 2 (March – April), 79–86 (1994)

Littmann MP, Dobratz KJ: Hypertensive and hypotensive disorders. In: Ettinger SJ, Feldman EC (eds.): Textbook of veterinary international medicine. WB Saunders, Philadelphia, Vol 1, 93–100 (1995)

Littmann M, Fox P: Systemic hypertension: Recognition and treatment. In: Fox P, Sisson D, Moise NS: Textbook of canine and feline cardiology priniciples and clinical practice. 2nd edition, WB Saunders, Philadelphia (1999)

Lombard CW: Die häufigsten erworbenen Herzkrankheiten von Hund und Katze. Proceedings Schloß-Seminar – Herz-Kreislauf-Intensivfortbildung, Babenhausen, 21./22. 10. 2000 (2000a)

Lombard CW: Untersuchungsverfahren kardialer Erkrankungen. In: DVG Tagung Göttingen, 25–39 (2000b)

Lumb WV, Jones EW: Veterinary anaesthesia. 3rd edition, Williams & Wilkins, Baltimore, Philadelphia (1996)

Melby JC: Clinical review 1: Endocrine hypertension. J Clin Endocrin Metab 69, 697 (1989)

Meyer HP: The role of angiotensin converting enzyme inhibitors in the progression of chronic renal failure in the dog. 32. Voorjaarsdagen Congress, Amsterdam. Proceedings, 34–36 (1999)

Mooney CT: Feline hyperthyroidism. In Pract 12, 25–28 (1990)

Muir WW: Hämodynamische Überwachung. In: Muir WW, Hubbell JAE, Skarda RT (Hrsg.): Veterinäranästhesie. F. K. Schattauer Verlag, Stuttgart, New York, 148–163 (1993)

Paddleford RR, Erhardt W: Anticholinergika und Anästhetika zur Prämedikation von Allgemeinanästhesien. In: Padleford RR, Erhardt W (eds.): Kleintieranästhesie. F. K. Schattauer Verlag, Stuttgart, New York, 148–163 (1992)

Peterson ME, Gamble DA: Effect of nonthyroidal illness on serum thyroxine concentrations in cats: 494 cases (1988). J Am Vet Med Assoc 197, 1203–1208 (1990)

Puille M, Auch D, Spillmann T, Birke L, Bauer R: Determination of TSH and free thyroid hormones in the diagnosis of feline hyperthyroidism. In: Tierärztl Prax 28(5), 289–294 (2000)

Reusch C, Steffen T, Hörauf A: The efficacy of L-Deprenyl in dogs with pituitary-dependent hyperadrenocorticism. J Vet Intern Med 13, 291–301 (1999)

Rijnberk A, van Wees A, Mol JA: Assessment of two tests for the diagnosis of canine hyperadrenocorticism. Vet Rec 122, 178–180 (1988)

Ross LA: Hypertension and chronic renal failure. Seminars in veterinary medicine and surgery (small animal), Vol 7, No 3 (August), 221–226 (1992)

Scabell P, Henke J, Deppe H, Ullrich M, Erhardt W: Vergleichsuntersuchungen zur Medetomidin-Kombinationsanästhesie beim Hund. Tierärztl Prax 27 S. (K) (1999)

Schmid A: Wirkungsmechanismus, pharmakologische Wirkungen und Nebenwirkungen von Ketamin-Hydrochlorid. Tierärztl Prax 8, 5–12 (1980)

Schmidt-Oechtering GU, Erhardt W, Alef M, Lendl C: Fortschritte in der nichtinvasiven Patientenüberwachung: 35. J.T. Kleintierkrankheiten DVG Gießen (1989)

Schmidt-Oechtering GU, Becker K: Alte und neue α_2-Rezeptoren-Agonisten. Tierärztl Prax 20, 103–115 (1992)

Schulte HM: Erkrankungen der Nebennierenrinde. In: Gross R, Schölmerich P, Gerok W (Hrsg.): Die Innere Medizin. F. K. Schattauer Verlag, Stuttgart, New York (1994)

Scott DW: Hyperadrenocorticoidism (hyperadrenocorticism, hyperadrenocorticalism, Cushing's disease, Cushing's syndrome). Vet Clin North Am Small Anim Pract 9, 3 (1979)

Skrodzki M: Bedeutung des Blutdrucks beim kardiologischen Patienten. Proceedings IBPF Seminar – BPT Jahreskongress Leipzig (2000a)

Skrodzki M: Blutdruckmessung bei Hund und Katze. Proceedings BPT-Tagung, IBPF-Seminar Leipzig, 1–5 (2000b)

Soffner C, Reusch C: Untersuchungen zur Aussagekraft des Kortisol-Kreatinin-Verhältnisses im Urin (UC/C) für die Diagnose des caninen Hyperadrenocortizismus. Kleintierprax 41, 85 (1996)

Sowers JR, Zemel MB: Clinical implications of hypertension in the diabetic patient. Am J Hypertens 3, 415–424 (1990)

Spörri H: Blutkreislauf. In: Wittke G (Hrsg.): Lehrbuch der Veterinärphysiologie (A. Scheunert/A. Trautmann). 7. Aufl., Paul Parey Verlag, Berlin, Hamburg, 209–301 (1987)

Struble AL, Feldman EC, Nelson RW, Kass PH: Systemic hypertension and proteinuria in dogs with diabetes mellitus. JAVMA, 213 (6), 822–824 (1998)

Tacke S, Xiong H, Schimke E: Sevoflurane (SEVORane®) zur Inhalationsanästhesie beim Hund im Vergleich mit Halothan und Isofluran. Tierärztl Prax 26 (K), 369–377 (1998)

Tenhündfeld J, Mischke R, Egner B, Nolte I: Effects of benazepril on the blood pressure of dogs with chronic renal failure. Proceedings, DVG InLab-Tagung München, 1–4 (2000)

Tenhündfeld J: Pathophysiologie der Hypertonie bei Niereninsuffizienz. IBPF-Seminar, Baden-Badener Fortbildungstagung, April, 7–8 (2000)

Teske E, Rothuizen J, de Bruijne JJ, Rijnberk A: Corticosteroid-induced alkaline phosphatase isoenzyme in the diagnosis of canine hypercorticism. Vet Rec 125, 12–14 (1989)

Tobias R: Anmerkungen zur unkritischen Anwendung von Herzmedikamenten. DVG Düsseldorf, 108–109 (2000)

Uehara M et al.: Effect on insulin sensitivity of angiotensin converting enzyme inhibitors with or without a sulphydryl group: bradykinin may improve insulin resistance in dogs and humans. Diabetologia 37, 300–307 (1994)

Vainio O, Palmu L: Cardiovasular and respiratory effects of medetomidine in dogs and influence of anticholinergics. Acta Vet Scand 30, 401–408 (1989)

Sachwortverzeichnis

Seitenangaben in **Fettdruck** verweisen auf Abbildungen bzw. Tabellen

A
ACE-Hemmer   31, 34, 38, 41f, 70, 73, 77, 79ff,
  94f, 97f, **99**, 100, **110**, **124**, 147
Anästhesie
–, Anästhetika
– –, Einfluß
– – –, (auf) Hämodynamik   83
– – –, (auf) Herzfrequenz   88
– – –, (auf) Myokard   88
– – –, (auf) peripheren Gesamtwiderstand   88
– –, Herz-Kreislauf-Wirkungen   **86**
–, Epidural-   85
–, Hypertonie
– –, Ursachen   82, **83**, 88
– – – Übersicht   **24f**
–, Hypotonie
– –, Prophylaxe   90, **92**
– –, Sofortmaßnahmen   **92**
– –, Therapie   90f, **92**
– –, Ursachen   82, 88
–, Narkosefähigkeit   88
–, Narkoserisiko
– –, Schock   87
– –, Überdruckbeatmung   85
–, präanästhetische Untersuchung   87
–, Überwachung   82, 88

B
Blutdruck
–, arterieller   1
– –, Definition   2
– –, diastolischer   5, 91
– –, mittlerer   5
– –, Pulswelle   6
– –, systolischer   5, 91
– –, Windkesselfunktion   5
–, Bedeutung   1
–, endokrine Krankheiten *siehe* endokrine
  Krankheiten
–, Herz

– –, diagnostische Hinweise
– – –, Arteriosklerose   54
– – –, Extrasystolen   53
– – –, Galopprhythmus   53
– – –, Herzgeräusch   53
– – –, Highvoltage   53
– – –, Myokardinfarkt   54
– – –, Thromboembolie   54
– – –, Überleitungsstörungen   53
– –, hypertensive Kardiomyopathie   53f
– –, -insuffizienz   70
–, Hypertonie   23ff
– –, Antihypertensiva   **95, 113**
– – –, ACE-Hemmer *siehe auch* ACE-Hemmer
  94, 97f
– – –, α-Adrenolytika   94, 106
– – –, Angiotensin-II-Rezeptorantagonisten
  94, 102
– – –, Antisympathotonika   94, 107
– – –, β-Adrenolytika   94, 105
– – –, Calciumkanalblocker   94, 102
– – –, Diät   94, **153ff**
– – –, Diuretika   94, 108
– – –, Kombinationstherapie   95
– – –, Therapieziel   93, 95
– – –, Vasodilatatoren   94, 106
– –, Ursachen   **24f**
– – –, dilatative Kardiomyopathie   29
– – –, Endokardiose   29
– – –, hypertrophe Kardiomyopathie   29
– – –, Ruptur der Chordae   29
–, Hypotonie
– –, blutdrucksteigernde Pharmaka   **114**
– – –, Coffein   121
– – –, Ephedrin   120
– – –, Etilefrin   120
– – –, Katecholamine   115
– – –, Norfenefrin   119
– – –, Therapieziel   112
– –, Ursachen   57ff

–, -messen
– –, Abschätzung des Blutdrucks
– – –, manuelle, digitale Palpation 141
– – –, Pulsoximetrie 138
– –, Akklimatisationszeit 14
– –, andere Tierarten 19 f
– –, Artefakte 16
– –, Diagnosefindung **75**, 76 f
– –, direktes, invasives
– – –, Durchführung 127
– – –, Lokalisation 126
– – –, Meßprinzip 127
– – –, Tipkatheter 125
– –, indirektes
– – –, Doppler-Methode 129 ff
– – – –, Durchführung 132
– – – –, Meßprinzip 131
– – –, Korotkow-Ton 129
– – –, Manschettenbreite 129
– – –, Oszillometrie 15 ff, 129, 133
– – – –, anatomische Grundlagen 133
– – – –, Durchführung 18 ff, 134
– – – –, Meßprinzip 15, 133 ff
– – –, Riva-Rocci 129
– –, Intensivpatientenüberwachung 78 f
– –, Interpretation 20 ff
– – –, Meßreihe 13, 21
– – –, Umgebung 14, 22
– –, -kontrolle 28
– –, Manschette
– – –, korrektes Anlegen 16 ff, **19**, 133 ff
– –, Methoden im Vergleich **139**
– –, Notfallmedizin
– – –, Herztamponade 78
– – –, Nierenversagen 78
– – –, Schock 78, 122
– – –, Stabilisierung 78
– – –, Therapieprinzip 122
– – –, Vergiftung 78
– –, Rassedisposition 76
– –, Screening 75
– –, Therapiekontrolle
– – –, ACE-Hemmer 79
– – –, β-Blocker 79
– – –, Ca-Antagonisten 79
– – –, Diuretika 79
– – –, Kortikoide 79
– – –, Nidationsverhütungsmittel 79
– –, Tips 18 f
– –, Verlaufskontrolle
– – –, ACE-Hemmer 80 f
– – –, Diuretika 81

– – –, Dosisanpassung 80
– –, Wirtschaftlichkeit
– – –, Amortisation 149
– – –, Folgeumsatz 150
– – –, zusätzlicher Umsatz 149
– –, zentralvenös
– – –, Interpretation 142
– – –, Prinzip **143**
–, -messung siehe -messen
–, Schwankungen 13 ff
–, venöser 142

D
diabetisches Koma siehe auch Diabetes mellitus
–, Ursachen 70

E
endokrine Krankheiten
–, Akromegalie 35
– –, Diagnose 36
– –, klinische Befunde 35
– –, mögliche Ursachen der Blutdruckveränderungen 35
– –, Pathophysiologie 35
– –, Therapie 36
–, Diabetes mellitus
– –, Diagnose 38
– –, klinische Befunde 38
– –, mögliche Ursachen der Blutdruckveränderungen 36
– –, Pathophysiologie 37
– –, primärer 37
– –, sekundärer 37
– –, Therapie 38
–, Hyperadrenokortizismus
– –, Diagnose 40
– –, klinische Befunde 40
– –, mögliche Ursachen der Blutdruckveränderungen 39
– –, Pathophysiologie 39
– –, Therapie 41
–, Hyperaldosteronismus
– –, Diagnose 42
– –, klinische Befunde 42
– –, mögliche Ursachen der Blutdruckveränderungen 41
– –, Therapie 42
–, Hyperparathyreoidismus
– –, Diagnose 49
– –, klinische Befunde 48
– –, mögliche Ursachen für Blutdruckveränderungen 48

– –, Pathophysiologie   48
– –, Therapie   49
–, Hyperthyreose
– –, Diagnose   46
– –, klinische Befunde   46
– –, mögliche Ursachen für Blutdruckveränderungen   44
– –, Pathophysiologie   45
– –, Therapie   47
–, Hypothyreose   47
–, Phäochromozytom
– –, Diagnose   43
– –, klinische Befunde   43
– –, mögliche Ursachen von Blutdruckveränderungen   42
– –, Therapie   44
–, sonstige   49

H

Herz *siehe unter* Blutdruck
Herzminutenvolumen   2, **3, 4, 5, 24 ff**, 26 f, 29, 81 f
–, Herzfrequenz   **4**, 7, **26, 30**
–, Schlagvolumen   2, **26 f, 30**
– – –, Inotropie   **3**
–, Totaler Peripherer Widerstand   **3**, 4 f, **24 f, 26, 30 f**
HMV *siehe* Herzminutenvolumen
Hypertension *siehe* Hypertonie
Hypertonie *siehe auch* Anästhesie, Blutdruck
–, diastolische   23
–, Einteilung   23
– –, milde   **23**
– –, mittelschwere   **23**
– –, schwere   **23**
–, Endorganschäden
– –, Augen   1
– – –, Boxcar-Effekt   50
– – –, hypertensive Retinopathie   **49**
– – –, intraokulare Einblutungen   50
– – –, Netzhautödem   50
– – –, Sekundärglaukom   50
– – Herz   1, **49**
– –, Niere,   1, **49**
– –, ZNS   1, **49**
–, Entstehung   26
–, Krankheiten *siehe auch* renale/endokrine Krankheiten, Herzinsuffizienz
– –, hämodynamischer Mechanismus   **24**
–, Symptome
– –, Herz-Kreislauf   56
– –, ophthalmologische Hinweise   56

– –, unspezifische   56
– –, ZNS-   56
–, systolische   23
Hypotonie *siehe auch* Anästhesie, Blutdruck
–, Einteilung
– –, milde   57
– –, moderate   57
– –, schwere   57
–, Entstehung   57
– –, Arrhythmie   **58**
– –, AV-Block   **58**
– –, extrazelluläres Flüssigkeitsdefizit   57
– –, Faktoren   **58**
– –, Herzbeuteltamponade   **58**
– –, Herzklappeninsuffizienz   **58**
– –, Herztamponade   **58**
– –, Hyperkapnie   **58**
– –, Hypoxie   **58**
– –, Magendrehung   **58**
– –, Oberflächenerwärmung   **58**
– –, Sepsis   **58**
– –, Sick Sinus Syndrome   **58**
– –, Tachykardie   **58**
– –, Vagotonie   **58**
– –, vaskuläres Volumendefizit   57
– –, Vorhofstillstand   **58**
–, klinische Symptome   57
–, primäres Schockgeschehen
– –, Blutdruckmessung   60
– –, Monitoring   60
– –, Puls   61
– –, Pulsoximeter   61
– –, Schleimhaut   61
– –, Schockindex   61
– –, Symptomatik   60
–, Schock
– –, analphylaktoider   59
– –, Definition   58
– –, Endotoxin-   59
– –, Gewebshypoxie   **59**
– –, hypovolämischer   59, 64
– – –, Symptome und Monitoring   64
– – –, Therapie   65
– –, -index   60
– –, kardiogener   59
– –, Laktazidose   **59**
– –, Makrozirkulation   **59**
– –, Mikrozirkulaton   **59**
– –, Mischformen   59
– –, neurogener   59
– –, septischer   59
– –, traumatischer   59

– –, Verbrennungs- 59
– –, -verlauf
– – –, irreversibel 59
– – –, primär 59
– – –, protrahiert 59

I

Intensivüberwachung *siehe auch* Schock 73

K

kardiogener Schock *siehe unter* Schock
Kreislaufzentrum
–, zentrales 7

M

Meßergebnis(se)
–, Interpretation
– –, aufregungsbedingte Schwankungen 13, 22
– –, physiologische Schwankungen 13, 21
– –, White-Coat-Effekt 13, 21
–, Normalwerte
– –, Hund 11, **12**
– –, Katze 11, **12**

N

Narkosemonitoring
–, intraoperativ 74, **82**, 82 ff, 88 ff
–, postoperativ 74
–, präanästhetisch 73, 87 f
–, Übersichtstabelle **86**
Nieren
–, autoregulativer Schutzmechanismus/Glomeruli
– –, glomeruläre Filtrationsrate (GFR) 54
– – –, Single-Nephron-GFR 54
– –, RAS 54
Normaldruck
–, individueller 11, 74
–, Rassereferenzwerte **12**
–, tierartspezifischer
– –, Hund 11, 12
– –, Katze 11, 12

P

Praxismanagement 145 ff
–, Alters-Check 147
–, Blutdruckkontrolle 148
–, Gesundheits-Check 147
–, Imagebildung 146
–, Integration der Blutdruckmessung 146
–, Kundenbindung 146 f
–, Service 145
–, Tätigkeitsfeld für Tierarzthelferin 148 f

– –, Kompetenz 149
– –, Motivation 149
–, Therapie- und Verlaufskontrolle 148
–, Umfeld 145
–, Umsatzzuwachs 149, **150**

R

Regulierung
–, Chemorezeptorreflex 7
–, Hormone
– –, Aldosteron 10
– –, antidiuretisches Hormon (ADH, Vasopressin) 10
– –, atriales natriuretisches Peptid (ANP) 10
–, Pressorreflex 7
–, Prostaglandine 10
–, Renin-Angiotensin-System **8**
– –, Angiotensin II **9**
– –, Kalikrein-Kinin-System 9
–, Sympathikus
– –, Katecholamine 8
renale Krankheiten 32 ff
–, Blutdruckveränderung(en) 33
–, Diagnose 34
–, klinische Befunde 34
–, Therapie 34, **153**
–, Ursachen 32, **55**

S

Schlagvolumen *siehe* Herzminutenvolumen 26
Schock *siehe auch* Anästhesie, Blutdruckmessen, Hypotonie, Screening
–, Auswirkungen auf Blutdruck, zentralvenösen Druck und Herzfrequenz **69**
–, Diagnose 67 ff
–, hyperdyname Phase 66
–, hypodyname Phase 66
–, irreversibler 63
–, kardiogener 68
–, Monitoring 67 ff
– –, Blutdruck 63
– –, Herzspitzenstoß 63
– –, Puls 63
– –, Schockindex 64
– –, Tachykardie 63
–, protrahierter 63
–, septischer 65
– –, Diagnose 67
– –, Monitoring 67
– –, Pathomechanismus und Klinik 66
– –, Therapie 67
– –, Ursachen 66

–, Symptomatik **69**
– –, Blutdruck 63, **69**
– –, DIC 63
– –, Herzfrequenz 63
– –, Puls 63
– –, Zellödem 63
–, Symptome und Monitoring 69
–, Therapie 64, 67 ff
Schwankung(en) *siehe unter* Blutdruck
Screening
–, (in der) Notfallmedizin
– –, Addison-Krise 73
– –, Perikarderguß 73
– –, Schock 73
– –, Trauma 73
– –, Vergiftung 73
–, routinemäßiges
– –, Alters-Check 73 f
– –, Erstuntersuchung 73 f
– –, Gesundheits-Check 73 f
– –, Impfuntersuchung 73 f
– –, individueller Blutdruck 74
– –, Krankheit 73
– –, unspezifische Symptomatik 73 f

T
Therapie
–, Diät
– –, diätetische Anforderung 153–156
– –, Einflußfaktoren 153
–, Indikation 93 ff
–, -entscheidung und -kontrolle 73
– –, Dosierungsschema **113**
Totaler Peripherer Widerstand **3** ff, 26 f, **30, 31**
–, Blutviskosität 4
–, Vasodilatation 4
–, Vasokonstriktion 4

Z
ZNS
–, hypertensive Encephalopathie
– –, Folgen 56
– –, Symptome 56
– –, zerebrales Ödem 55
– –, zerebrovaskuläre Blutung 55

Diagnose Schmerz

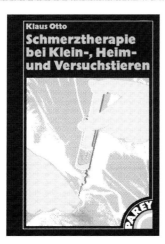

2001. 170 Seiten mit 4 Abbildungen und 53 Tabellen.
17 x 24 cm. Broschiert.
€ 34,95 / DM 68,36 / sFr 61,-
ISBN 3-8263-3293-8

Klaus Otto
Schmerztherapie bei Klein-, Heim- und Versuchstieren

Erstmals werden hier alle Aspekte der Schmerztherapie bei Tieren umfassend und aktuell dargestellt. Es beginnt mit einer Einführung in die physiologischen und pathophysiologischen Grundlagen des akuten und chronischen Schmerzes. Da die Diagnose Schmerz – aufgrund eines bislang fehlenden spezifischen Schmerzparameters – in vielen Fällen nur als Verdachtsdiagnose gestellt werden kann, bildet die Schmerzbewertung unter klinischen Bedingungen einen weiteren Themenschwerpunkt. Im Anschluß werden die Möglichkeiten der Schmerztherapie unter Berücksichtigung spezieller Applikationsverfahren ausführlich dargestellt.
In dem Maße, in dem die perioperative Schmerzlinderung sowie relevante Verfahren der Schmerztherapie in der kurativen Praxis und in der Versuchstierkunde Eingang finden, trägt dieses Werk unmittelbar zum Tierschutz von Hund, Katze, Kaninchen, Ratte, Maus, Meerschweinchen, Schaf und Schwein bei.

Prof. Klaus Otto promovierte in Tiermedizin an der Tierärztlichen Hochschule in Hannover und ist seit 1995 für die experimentelle Anästhesiologie im Zentralen Tierlaboratorium der Medizinischen Hochschule Hannover zuständig. Prof. Otto ist Diplomate des amerikanischen (DACVA) und des europäischen (DECVA) College of Veterinary Anesthesia.

In allen Buchhandlungen erhältlich!

Ausführliche Informationen zum Gesamtprogramm erhalten Sie auch direkt bei:
Parey Buchverlag im Blackwell Verlag · Kurfürstendamm 57 · 10707 Berlin
Tel.: 030 / 32 79 06-27/28 · Fax: 030 / 32 79 06-44
e-mail: vertrieb@blackwell.de · http://www.parey.de

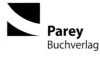
Parey Buchverlag

Eine unerläßliche Hilfe für Tierärzte

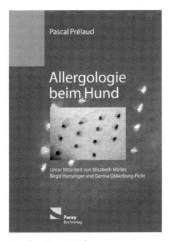

Aus dem Französischen
von Ursula Neuwirth.
Unter Mitarbeit von E. Müller,
B. Hunsinger und G. Oldenburg-Ficht.
2002. 199 Seiten mit 73 Abbildungen,
davon 48 farbig, und 44 Tabellen.
17 x 24 cm. Broschiert.
€ 64,95 / sFr 111,-
ISBN 3-8263-3334-9

Pascal Prélaud
Allergologie beim Hund

In der Praxis der Veterinärmedizin nehmen die allergologischen Erkrankungen einen immer größeren Raum ein. Das vorliegende Buch stellt den aktuellen Wissensstand auf dem Gebiet der Allergologie beim Hund vor dem Hintergrund der neuesten Forschung dar. Die Grundlagen der Immunologie werden unter Einbeziehung der neuesten Erkenntnisse im Bereich von Struktur und Synthese der caninen IgE, der Zellimmunantwort beim atopischen Hund und der Flohstich- und Hausstaubmilbenallergie abgehandelt. Die Untersuchungen mit Hilfe von Allergietests und neuen diagnostischen Verfahren, insbesondere für die Behandlung von komplexen allergischen Erkrankungen, die ein wesentlicher Teilbereich der veterinärmedizinischen Praxis sind, werden besonders herausgestellt. Es werden die verschiedenen klinischen Manifestationen der Allergie wie Manifestationen der Haut, des Respirationstrakts, des Verdauungsapparates, der Augen sowie allgemeine Manifestationen und ihre Ursachen wie Aeroallergene (Milben, Pollen, Schimmelpilze...), Parasiten und stechende Insekten, Nahrungsmittel, Kontaktallergene, Arzneimittel und infektiöse Erreger vorgestellt. Als das einzige auf europäische Verhältnisse zugeschnittene Buch ist dieses Werk über Allergologie beim Hund für Veterinärmediziner eine unerläßliche Hilfe. Zahlreiche Farbfotografien, Tabellen und Schemata vervollständigen diesen praktischen Führer, der sich an Fachleute und Studierende richtet.

In allen Buchhandlungen erhältlich!

Ausführliche Informationen zum Gesamtprogramm erhalten Sie auch direkt bei:
Parey Buchverlag im Blackwell Verlag · Kurfürstendamm 57 · 10707 Berlin
Tel.: 030 / 32 79 06-27/28 · Fax: 030 / 32 79 06-44
e-mail: vertrieb@blackwell.de · http://www.parey.de

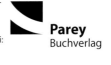